SHALIAO YU YANGSHENG

沙疗与养生

张文全 著

新疆人民卫生出版社

图书在版编目(CIP)数据

沙疗与养生 / 张文全著. -- 乌鲁木齐 : 新疆人民卫生出版社, 2025. 4. -- ISBN 978-7-5372-7286-5

I. R454.5

中国国家版本馆CIP数据核字第20252L0437号

◎ 责任编辑　高　珊　张　鸥
◎ 责任校对　张　红
◎ 装帧设计　王　洋
◎ 责任技术编辑　张　鸥　阿迪拉·牙森

出版发行	新疆人民卫生出版社
地　　址	乌鲁木齐市延安路255号
邮　　编	830049
电　　话	0991-2500384(营销发行部)　0991-2835907(总编室)
制　　作	乌鲁木齐捷迅彩艺有限责任公司
印　　刷	北京富诚彩色印刷有限公司
开　　本	787 mm × 1 092 mm　1/16
印　　张	12
字　　数	160千字
版　　次	2025年4月第1版
印　　次	2025年4月第1次印刷
定　　价	68.00元

序

沙疗者，天疗也。
天疗者，百疾去也。
是为序。

王世明

2024年10月

（中宣部原副部长、第十三届全国政协文化文史和学习委员会副主任，吐鲁番“老沙友”）

语

（一）

或曰:沙疗何益？曰:益生。人之言曰,早埋是为晚埋,已埋胜于他埋。诚哉是言也！

（二）

或曰:沙疗何以必吐鲁番？曰:此大阳之地也。斯地也,其天高,海拔零米上下许,有炎炎之烈日,无伤肤之虞患;其地燥,夏日高温四十度有余,年降水仅十几毫米,沙场之上,有大汗淋漓,无湿气入内;其人文,沙疗之法,祖辈相传,健身祛病,推验古今。具此三者,神州之内,唯吐鲁番也。

（三）

或又问:沙疗之于他疗,何以异乎？曰:沙疗一方千病,热而已矣！此大阳也,拔除也,围歼也,天之力也！

（四）

或问沙疗之功？曰:始作,及肤;纵之,及肉、及筋、及骨、及髓,乃成。

（五）

或问，沙疗有法乎？曰：骆驼疗法。始埋，宜速；汗出，轻动，随之热沙流入，如此反复，一埋数埋也！

（六）

或问：沙疗一日止于何时？曰：是时，日暮，微风轻起，天曰可也。

（七）

或问之曰：沙疗何以御烈日酷暑？曰：一锅沙，一锅福也！

（八）

或问：人皆需沙疗乎？曰：于理当是。苍茫寰宇，人在其间，寒热暑湿，不可免也。然我华族之众，能择机得此疗者，缘也！

（九）

或问之曰：沙疗乐乎？曰：何以乐？其热也难耐，其汗也淋漓，其口也焦渴，泥沙遍身，气喘吁吁，不亦苦乎！因其苦，乃拔疾，实苦中求乐，自助天佑也！

王世明

2024年10月

（中宣部原副部长、第十三届全国政协文化文史和学习委员会副主任，吐鲁番“老沙友”）

目 录

第一章　沙疗与养生概述

第二章　微循环原理与风寒湿痹证

第三章　吐鲁番的沙疗资源

第四章　沙疗的养生祛病作用

第五章　沙疗的方式方法、步骤和注意事项

第六章　沙疗案例

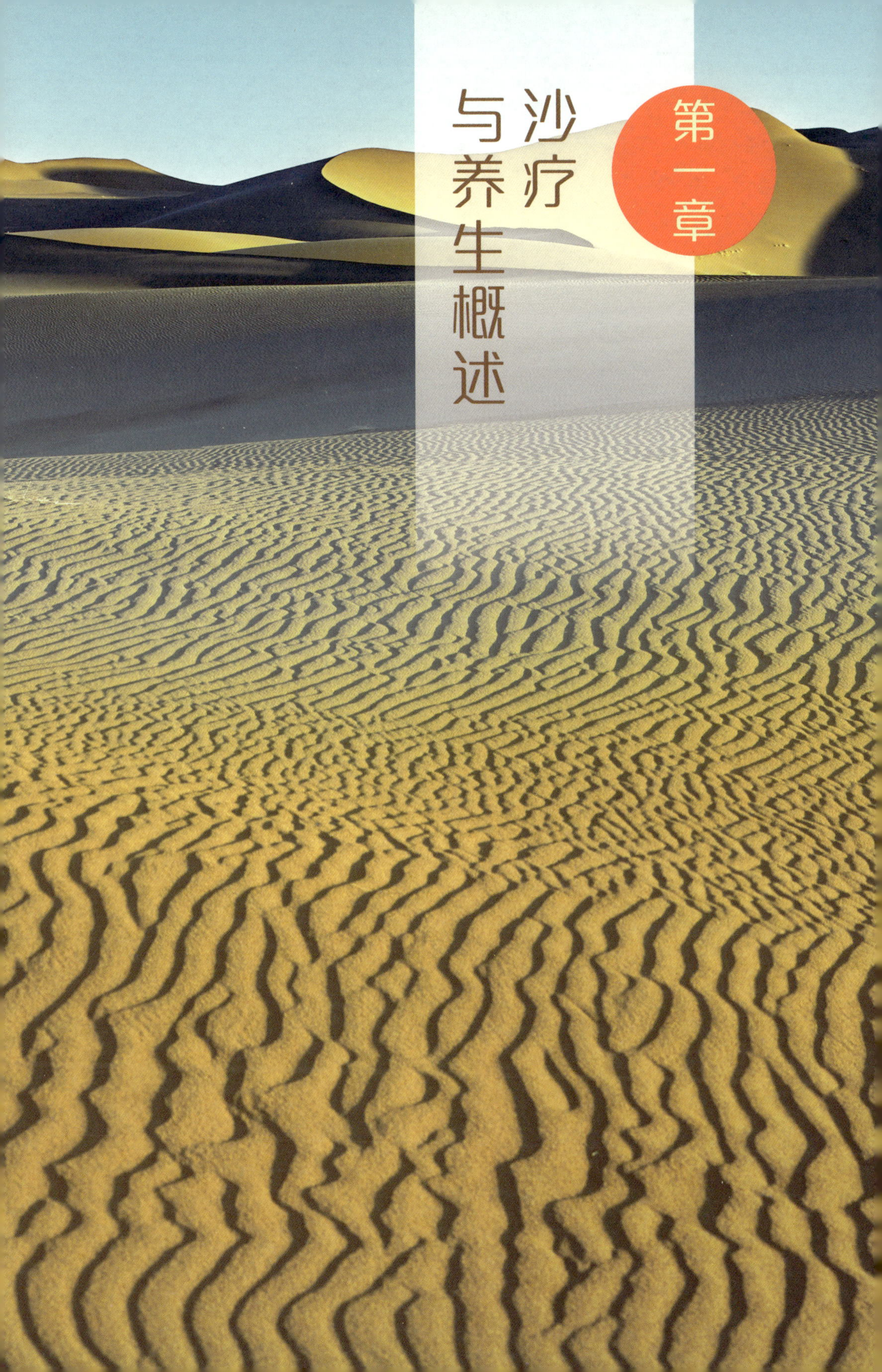

第一章 沙疗与养生概述

追求健康和长寿是人们共同的愿望。

人的健康和长寿取决于先天与后天两种因素的共同作用。先天即为母体所赋,基因所传;后天养生则更为主动、更为多样、更为积极,有食补,也有药补,还有运动养生。

“万物生长靠太阳”。沙疗是一种天然的、潜移默化的养生方式,它不但能祛寒除湿,而且还能把太阳之纯阳直接导入身体,提升人体的元阳,激活并增强身体脏腑的细胞活力和组织功能。

阳气是生命之动力,长寿之根本。

一、古代中医理论对人的天命的描述

1.《黄帝内经·素问》在其第一篇“上古天真论”中讲道

【原文】

乃问于天师曰:余闻上古之人,春秋皆度百岁,而动作不衰。

岐伯对曰:上古之人,其知道者,法于阴阳,和于术数①,食饮有节,起居有常,不妄作劳,故能形与神俱,而尽终其天年②,度百岁乃去。今时之人不然也,以酒为浆,以妄为常,醉以入房,以欲竭其精,以耗散其真,不知持满,不时御神③,务快其心,逆于生乐,起居无节,故半百而衰也。

夫上古圣人之教下也,皆谓之虚邪贼风,避之有时,恬惔④虚无,真气从之,精神内守,病安从来。是以志闲而少欲,心安而不惧,形劳而不倦,气从以顺,各从其欲,皆得所愿。故美其食,任其服,乐其俗,高下不相慕,其民故曰朴。是以嗜欲不能劳其目,淫邪不能惑其心,愚智贤不肖不惧于物,故合于道。所以能年皆度百岁而动作不衰者,以其德全不危也。

---

① 〔术数〕术,技艺,指调神的技艺。数,指调息的规律。

② 〔天年〕人能获得的自然寿数。

③ 〔御神〕御,驾驭控制。御神,控制情志。

④ 〔恬惔〕同“恬淡”,安静、闲适。

【译文】

他曾向天师岐伯请教：我听说上古时期的人们，都能活到一百多岁，而且，他们的行动也不见衰老。

岐伯回答说：在上古之时，人们一般都了解养生之道，懂得在生活上顺应大自然的规律，按照合理的方法养生保健，依据四时季节变化调理并节制饮食，每天生活起居都有规律，不过度操劳，并保证身体与精神的协调，因此能过完自己应有的寿数，百岁之后才去世。而现在的人就不同了，他们把酒当作甘露一样贪饮无度，经常任性胡来，在酒醉之后，又房事过度。因纵欲而造成精气耗竭，真元散失。人们不懂保持旺盛精气的重要性，也不知道控制自己的情志，只贪图一时的快乐，背弃养生之乐，生活起居上也毫无规律可言，所以才会不到五十岁就开始衰老了。

上古时期的圣人，还经常教导人们：对于那些可能会影响健康的恶劣环境和各种风寒病邪，应当及时加以回避；平时则注意保持心神的安宁，尽量减少或消除过分的欲念，体内真气自然和顺，精神内敛而不耗损，这样一来，疾病还怎么会来侵扰呢？因此，古时的人们都有着闲适的心志，没有过多的欲念，身心安定而无所忧惧，经常劳动却不过度劳累，保证体内气息的顺畅，身体各处都得到滋养，自然能够得偿所愿了。古人饮食平衡，吃得香甜，衣着简朴，穿得舒适，能够随遇而安，过得快乐。不盲目与人攀比地位，生活简单朴实。所以，奢侈的欲望根本不能吸引他们的注目，任何淫乱邪僻的事物也都无法干扰他们的心志，无论是愚笨的人还是聪明的人，贤能的人还是平庸的人，都能不被外物迷惑或惊扰，坚守养生之道。因此，他们的年龄即便是过百，行动上也不会出现衰老的迹象，这都是因为他们掌握了养生之道，身心无损的缘故啊！

2.《黄帝内经·灵枢》在其第五十四篇“天年”中讲道

【原文】

黄帝曰：人之寿百岁而死，何以致之？

岐伯曰：使道隧以长，基墙高以方[①]，通调营卫，三部三里起[②]，骨高肉满，百岁乃得终[③]。

黄帝曰：其气之盛衰，以至其死，可得闻乎？

岐伯曰：人生十岁，五脏始定，血气已通，其气在下，故好走[④]。二十岁，血气始盛，肌肉方长，故好趋[⑤]。三十岁，五脏大定，肌肉坚固，血脉盛满，故好步[⑥]。四十岁，五脏六腑十二经脉，皆大盛以平定，腠理始疏，荣华颓落[⑦]，发颇斑白，平盛不摇，故好坐。五十岁，肝气始衰，肝叶始薄，胆汁始减，目始不明。六十岁，心气始衰，苦忧悲，血气懈惰，故好卧。七十岁，脾气虚，皮肤枯。八十岁，肺气衰，魄离，故言善误[⑧]。九十

---

① 〔基墙高以方〕基墙，指的是面部。基为骨骼，墙指的是面部四旁之肌肉。“基墙高以方”意思是说，整个面部丰满方大。

② 〔三部三里起〕三部三里，是指面部之上、中、下三部，上即额角，中指明堂，下指下颌。起，高起而不平陷的意思。

③ 〔终〕享天年而死，并非因病而死。

④ 〔好走〕好，喜好，喜欢。走，跑。

⑤ 〔趋〕快走。

⑥ 〔步〕行走，缓步徐行。

⑦ 〔荣华颓落〕荣华，形容人的面色，面色红润，气色正常。落，零落。此句意思是说，人年过四十，面部气色逐渐衰弱，容颜老去。

⑧ 〔故言善误〕年过八十，人的肺气虚弱，魂魄离散，所以说话经常颠三倒四，出现口误。

岁，肾气焦[①]，四脏经脉空虚。百岁，五脏皆虚，神气皆去，形骸独居而终矣。

黄帝曰：其不能终寿而死者，何如？

岐伯曰：其五脏皆不坚，使道不长，空外以张，喘息暴疾，又卑基墙，薄脉少血，其肉不石，数中风寒，血气虚，脉不通，真邪相攻，乱而相引[②]，故中寿而尽也。

【译文】

黄帝说：有的人能够长命百岁，怎么才能够长寿呢？

岐伯说：长寿的人，鼻孔深而长，面颊部位，高厚方大。营卫二气在体内运行无阻，颜面上部的额角、中部的鼻和下部的下颌隆起而不平陷，鼻骨高耸，鼻肉丰满，有这种面相的人，能够活到一百岁才会死亡。

黄帝说：人的体气盛衰，从幼年到死亡（的变化），可以讲给我听听吗？

岐伯说：人生长到十岁的时候，五脏开始发育健全，血气流通顺畅，这时人体的精气主要聚集在下肢，所以喜好跑动。人到了二十岁的时候，血气开始旺盛，肌肉变得发达，所以喜欢快走疾行。人到了三十岁的时候，五脏已经完全发育成熟，肌肉坚固，血脉充盛，所以喜好缓步徐行。人到了四十岁的时候，五脏六腑和十二经脉功能已经达到鼎盛而始趋稳定，此后人体机能开始衰退，腠理开始疏松，颜面荣华逐渐衰落，

① 〔肾气焦〕肾气衰竭。肾主水也，水竭日焦。

② 〔真邪相攻，乱而相引〕人体正气与邪气彼此相攻，乱为正气乱，正气乱而邪气乘虚而入。

鬓发开始斑白，这是因为精气平定盛满不会再有突出的发展，精力已不充沛，所以喜好静坐，不愿活动。人到了五十岁的时候，肝气开始衰减，肝叶开始变薄，胆汁也开始减少，两眼开始有昏花的感觉。人到了六十岁的时候，心气开始衰减，经常有悲伤忧虑之苦，血气运行不畅，形体懒惰无力，所以喜欢躺卧。人到了七十岁的时候，脾气变得虚弱，皮肤干枯没有光泽。人到了八十岁的时候，肺气开始衰退，魂魄离散，所以言语容易发生错误。人到了九十岁的时候，肾气衰竭，肝、心、脾、肺四脏经脉气血也都趋于空虚。人到了百岁的时候，五脏功能就都空虚了，精气神消散了，仅留下形体躯壳存在，生命也就走到了尽头。

黄帝说：有的人不能够终其天年，这是什么原因呢？

岐伯说：这是因为他们的五脏不够坚实，鼻道不深，鼻孔外张，呼吸喘促疾速。鼻梁骨低，面部两腮肌肉瘦弱塌陷，脉象微弱，气血较少，身体肌肉不坚实，又经常遭遇风寒病邪的侵袭，使得气血更加虚弱，经络不畅通。人体正气、邪气相互攻击，因为正气乱而邪气乘虚而入深入肺腑。像这样的人，到了中年就去世了。

3.《伤寒杂病论》关于疾病对寿命影响的有关描述

东汉末年“医圣”张仲景在其所著的《伤寒杂病论》中讲道“建安纪年以来，犹未十稔，其死亡者，三分有二，伤寒十居其七”。这说明在当时的社会背景下，伤寒病是导致大量死亡的主要原因之一。《伤寒杂病论》又云：“凡伤寒之病，多从风寒得之，始表中风寒，入里则不消矣。”再云：“凡人有疾，不时即治，隐忍冀差，以成痼疾。”描述了伤寒疾病对生命的危害，也反映了伤寒疾病对寿命的影响。同时他也提出疾病治疗与养生的重要性，即“保身长全，以养真身。”

4. 孙思邈的年庚及民间传说的古代长寿之人

唐代医药学家孙思邈，被誉为“药王”。他幼年体弱多病，自谓“幼遭风冷，屡造医门，汤药之资，罄尽家产”，在举全家之财为其治愈后，他立志从医，为民治病。他的生卒年份有不同的说法。一种说法认为他生于西魏大统七年（公元541年），卒于唐高宗永淳元年（公元682年），即享年141岁；另一种说法认为他生于隋开皇元年（公元581年），卒于唐高宗永淳元年（公元682年），享年101岁。尽管存在这些差异，但无论是哪种说法，孙思邈都被认为是古代一位高寿之人。

此外，民间传说的中国古代长寿之人还有：

第一位，彭祖，相传彭祖自尧帝起出生，经历夏、商两代。活了800多岁，但如果按60一甲子记年的话（夏时期历法为“小花甲纪年法”），彭祖实际寿数合今天130多岁。他被尊为养生鼻祖，其养生理念和方法对我国传统养生文化产生了深远影响。

第二位，姜子牙，据传说和部分史料推测，姜子牙生于公元前1156年，一直活到周康王六年，也就是公元前1017年，活了139岁。据《太公六韬》记载，姜子牙注重锻炼身体，调息养神，且饮食有节，遵循自然规律，同时，他心境豁达，这种心态助其保持身心健康，得以长寿。

第三位，吴普，广陵郡人（今江苏扬州一带），生卒年份不详，生活在公元250年前后，据说活了200岁，曾经跟随华佗学医，救了很多人的性命，是华佗最得意的弟子之一。他擅长五禽戏，早年间他以华佗所创五禽戏进行养生锻炼，所以才长寿，到90岁时仍然耳聪目明，牙齿坚硬完好。其所著的《吴普本草》较有名。

第四位，刘慧昭，生于南北朝的北魏时期，也就是公元526年，一直活到唐朝元和十一年，也就是公元816年，跨越两个世纪，活了290

岁。根据历代高僧生卒年表记载，慧昭和尚常年在开元寺，其生性孤僻，经常修行禅定，面貌比较清瘦。他喜欢预言别人的祸福，而且每言必中。

第五位，陈俊，根据清乾隆十三年《永泰县志》12卷记载，陈俊生于唐朝僖宗年间，也就是公元881年，死于元朝泰定甲子年间，也就是公元1324年，跨越了四个世纪，活了443岁。陈俊为人正直，乐于为乡亲邻里做好事，到了晚年，已经没有自理能力的时候，在没有子孙后代的情况下，乡人轮流供养。他的生平事迹被刻在一块木牌上，从元一直保留到清代。

第六位，张三丰，生卒年份存在不同说法，一般认为他生于南宋淳祐七年，也就是公元1247年，一直活到明天顺八年，也就是公元1464年，跨越两个世纪，活了218岁。他是元末明初道士，武当派开山始祖，其开创了许多拳法，最有名的就是太极拳，一生受到元明两朝皇帝的封赐。

第七位，冷谦，元末明初道士，生卒年份不详，据传到元末年间已过百岁，一直活到明永乐年间，推测活了150岁左右。喜欢养生，著有《修龄要旨》，为明代一部内容丰富的中医养生学专著，是我国古代健身气功学的代表作。

第八位，汤云山，清朝乾隆时期江夏（今武昌）人，据同治《江夏县志》及《湖北通志》记载，汤云山活了141岁，乾隆十年在大堤口建坊，御书“再阅古稀”。《皇朝通典》等官书也有记载，乾隆九年，湖北巡抚奏闻其141岁，乾隆帝赏上用缎五匹，银五十两，特赐“再阅古稀”匾额，并赐御制诗一章。

第九位，蓝祥，清朝宜山永定土司（今广西宜州区石别镇）人，出生于康熙八年，也就是公元1669年，他一生过了两个甲子年，经历了清康熙、雍正、乾隆、嘉庆四朝，一直到1812年去世，活了144岁。他秉性淳良，持躬朴素，精神矍铄，言语行为都很安闲。到100多岁时饮食依然很好，视物也清晰，在当地很有声望。

第十位，李庆远，又名李清云，他从清朝康熙十六年，也就是公元1677年，一直活到公元1933年，跨越了两个世纪，活了256岁，早年是中医中药学者，以卖草药为生。他之所以长寿，是因为他为人厚道，从不发怒，与邻里之间相处和睦，生活习惯异于常人，不饮酒、不抽烟，吃饭也定时定量，早睡早起。

上述古代长寿之人虽属于民间传说，但反映出自古以来养生长寿是人们的共同愿望。

二、古代中医理论对养生和沙疗的论述

1.《黄帝内经》对养生的论述

(1)《黄帝内经·素问》在其第三篇“生气通天论”中讲道

【原文】

苍天之气，清净则志意治[①]，顺之则阳气固，虽有贼邪，弗能害也，此因时之序。故圣人抟精神[②]，服天气而通神明。失之则内闭九窍，外壅肌肉[③]，卫气[④]散解，此谓自伤，气之削也。

阳气者，若天与日，失其所[⑤]，则折寿而不彰。故天运当以日光明，是故阳因而上，卫外者也。

阳气者，精则养神，柔则养筋。开阖不得，寒气从之，乃生大偻[⑥]。陷脉[⑦]为瘘，留连肉腠[⑧]，俞气化薄[⑨]，传为善畏，及为惊骇。营

① 〔治〕平顺，和畅。

② 〔抟精神〕抟，通“传”，集中，凝聚。抟精神，集中精神。

③ 〔外壅(yōng)肌肉〕壅，堵塞。外壅肌肉，在外，会使肌肉之气堵塞。

④ 〔卫气〕卫气，阳气的一种，是保卫人体的第一道防线，所以称为“卫气”。

⑤ 〔失其所〕不再按照正常的规律运行，运行失常。

⑥ 〔大偻〕弯腰曲背。

⑦ 〔陷脉〕文中指寒气侵入经脉。

⑧ 〔留连肉腠(còu)〕留连，滞留，停滞。肉腠，肌肉纹理。留连肉腠，滞留在肌肉纹理中。

⑨ 〔俞(shù)气化薄〕俞，通“腧”，腧穴，位于背部。俞气化薄，在文中指寒邪之气通过背部的腧穴而影响内脏。

气不从，逆于肉理，乃生痈肿。魄汗[①]未尽，形弱而气烁[②]，穴俞以闭，发为风疟。故风者，百病之始也，清静则肉腠闭拒，虽有大风苛毒，弗之能害，此因时之序也。

因于露风，乃生寒热。是以春伤于风，邪气留连，乃为洞泄[③]，夏伤于暑，秋为痎疟[④]。秋伤于湿，上逆而咳，发为痿厥。冬伤于寒，春必温病。四时之气，更伤五脏。

【译文】

因为人和自然界的气是相通的，那么如果人体内的阳气能够像天气一样清净明朗，精神情绪就会平顺、和畅。顺应了这个规律，阳气就会充足，这样就算是有贼风邪气，也不能对人造成伤害，这是因为人们根据四季阴阳之气的变化适时地调整了养生方法。因此，所有在养生方面有一定造诣的人都会专心致志地凝聚并调摄精神，使它不分散，从而适应天气的变化，进而保持体内阴阳之气与自然界阴阳之气的互通有无和协调一致。否则的话，就会在体内导致九窍之气闭塞不通，在体表导致肌肉之气阻塞不畅，保卫身体的第一道阳气消散，这可以说是完全由人们自己造成的，是阳气受到削弱的结果。

人体内的阳气，就好像是天上的太阳，如果太阳不按照正常的规律运行了，那么世间万物就都会死亡，同样，如果人体内的阳气运行失常

---

① 〔魄汗〕魄，可以理解为身体。魄汗，体汗或自汗。

② 〔气烁〕“烁”同“铄”。气烁意为阳气的消耗和销蚀。

③ 〔洞泄〕指比较严重的泄泻症状。其特点是泄泻如水注，就像从洞中倾泻而出一样。

④ 〔痎(jiē)疟〕痎，隔日发作。痎疟，隔一日发作一次的疟疾，两日发生一次的疟疾。

了，那么人类要么寿命很短，要么不能成长壮大，生命功能不明显。因此，天体之所以可以运转不辍，是因为有了太阳的光明；人体之所以可以健康无病，是因为体内阳气有向上、向外的特点，从而可以护卫身体，抵御外邪的入侵。

阳气对于人类非常重要，它可以让精神更加振奋，让筋脉更加柔软、灵活。如果人体阳气虚，导致皮肤汗孔的开合失当，那么寒邪就会趁机侵入，人就会得背部弯曲的“大偻”病。如果寒邪侵入了经脉中，就会得“瘘疮”病。如果寒邪滞留在了肌肉纹理中，那么就会通过背部的腧穴而影响到内脏，会出现容易受惊吓和惊骇的症状。如果寒气入侵，导致阳气不能到达周身的每一个地方，而滞留在了肌肉纹理中，那么就会发生痈肿。人出汗时，皮肤的汗孔处于张开状态，阳气也正处于外泄状态，如果这时遭到了风寒的入侵，汗孔关闭，邪气就会留在体内，从而导致寒热交迫的“风疟”病。

因此，风邪是所有疾病的来源。懂得养生的人，能够做到精神安闲，意志清静，所有的肌肉纹理都闭合固密，可以抵御风邪，因而就算有再大的风邪以及其他毒性很大的致病因素，都不能伤害他。这就是因为人们顺应自然界四季阴阳的变化适时地调整了养生之道，保护了阳气。

如果身体阴阳不协调，风、露等外界致病因素就会侵入人体，让人患上寒热的病证。因此，如果春季遭受了风邪的侵袭，邪气滞留于体内，夏季就会患上腹泻；如果夏季遭受了暑邪的侵袭，到秋季就会患上疟疾；如果秋季遭受了湿邪的侵袭，到冬季就会气逆，因痰多而导致咳嗽，甚至发展成为痿厥这样的重病；如果冬天遭受了寒邪的侵袭，到了春天就会患上温热病。因此，如果身体阴阳不调，风、暑、湿、寒这些四季的邪气就会交替着伤害五脏。

(2)《黄帝内经·素问》在其第四篇“金匮真言论”中讲道

【原文】

夫精[①]者，身之本也。故藏于精者，春不病温。夏暑汗不出者，秋成风疟。

故曰：阴中有阴，阳中有阳。平旦至日中[②]，天之阳，阳中之阳也；日中至黄昏[③]，天之阳，阳中之阴也；合夜至鸡鸣[④]，天之阴，阴中之阴也；鸡鸣至平旦[⑤]，天之阴，阴中之阳也。故人亦应之。夫言人之阴阳，则外为阳，内为阴。言人身之阴阳，则背为阳，腹为阴。言人身之脏腑中阴阳，则脏者为阴，腑者为阳。肝、心、脾、肺、肾五脏皆为阴，胆、胃、大肠、小肠、膀胱、三焦六腑皆为阳。所以欲知阴中之阴、阳中之阳者，何也？为冬病在阴，夏病在阳，春病在阴，秋病在阳，皆视其所在，为施针石[⑥]也。故背为阳，阳中之阳，心也；背为阳，阳中之阴，肺也；腹为阴，阴中之阴，肾也；腹为阴，阴中之阳，肝也；腹为阴，阴中之至阴，脾也[⑦]。此皆阴阳、表里、内外、雌雄相输应也，故以应天之阴阳也。

---

① 〔精〕有两层意思，一是人类生殖的基本物质；二是水谷食物的营养物质。

② 〔平旦至日中〕自卯至午，也就是二十四小时制的6时至12时。

③ 〔日中至黄昏〕自午至酉，也就是二十四小时制的12时至18时。

④ 〔合夜至鸡鸣〕自酉至子，也就是二十四小时制的18时至0时。

⑤ 〔鸡鸣至平旦〕自子至卯，也就是二十四小时制的0时至6时。

⑥ 〔施针石〕用针灸或药石进行治疗。

⑦ 〔阴中之至阴，脾也〕根据中医理论，脾在五行中属土。古人认为天是最大的阳，地是最大的阴，脾脏属土，所以是至阴。

【译文】

阴精是生命的源泉，因此善于在冬天保养阴精的人，到春天就不容易得温热病。炎热的夏季应该排汗而不排汗的人，到了秋季就容易得风疟病。

所以说，阴还可以细分为阴中之阴和阴中之阳，阳还可以细分为阳中之阳和阳中之阴。比如，一天可以分为白天和黑夜，白天是阳，黑夜是阴。而白天（阳）又可以分为日出至中午和中午至日落，前者就是阳中之阳，后者就是阳中之阴；黑夜（阴）又可以分为从日落到鸡叫和从鸡叫到日出，前者就叫阴中之阴，后者就叫阴中之阳。所以，人体也要适应这种变化。从人体来说，体表为阳，体内为阴；从人身体的位置来说，背部为阳，腹部为阴。从脏腑来说，脏为阴，腑为阳。肝、心、脾、肺、肾五脏都属阴，胆、胃、大肠、小肠、膀胱、三焦六腑都属阳。为什么需要知道阴中有阴，阳中有阳的道理呢？因为冬季的病发生在阴，夏季的病发生在阳，春季的病发生在阴，秋季的病发生在阳，在治疗的时候需要辨别出疾病所在的位置，然后再用针灸或药石治疗。虽然，上面说过背部为阳，腹部为阴；五脏都为阴，六腑三焦都为阳，但是如果把腹背和五脏各自的功能特点联系起来，还可以划分成如下：背部为阳，心脏为阳中之阳，肺脏为阳中之阴；腹部为阴，肾脏为阴中之阴，肝脏为阴中之阳，脾脏为阴中之至阴。这些都是人体阴阳、表里、内外、雌雄相对应的关系，因此是和自然界阴阳的变化规律相一致的。

(3)《黄帝内经·素问》在其第五篇“阴阳应象大论”中讲道

【原文】

黄帝曰:阴阳者,天地之道也,万物之纲纪,变化之父母,生杀之本始,神明之府也。治病必求于本。故积阳为天,积阴为地。阴静阳躁,阳生阴长,阳杀阴藏。阳化气,阴成形。寒极生热,热极生寒。寒气生浊,热气生清。清气在下,则生飧泄;浊气在上,则生䐜胀[①]。此阴阳反作,病之逆从也。

阴胜则阳病,阳胜则阴病。阳胜则热,阴胜则寒。重寒则热,重热则寒。寒伤形,热伤气。气伤痛,形伤肿。故先痛而后肿者,气伤形也;先肿而后痛者,形伤气也。

风胜则动,热胜则肿,燥胜则干,寒胜则浮,湿胜则濡泻[②]。

故邪风之至,疾如风雨,故善治者治皮毛,其次治肌肤,其次治筋脉,其次治六腑,其次治五脏。治五脏者,半死半生也。故天之邪气,感则害人五脏;水谷之寒热,感则害于六腑;地之湿气,感则害皮肉筋脉。

【译文】

黄帝说:阴阳是大自然变化的一般规律,是分析和综合所有事物的提纲,是世间万物变化的源泉,是生命发生、发展和消亡的根本原因,是人类精神的最终来源,因此治病必须从根本上进行治疗。再以自然界阴阳的变化为例来说吧,阳气清静上浮形成天,阴气沉浊下沉形成地。

---

① 〔䐜(chēn)胀〕上腹部胀满。

② 〔濡泻〕大便稀软,不爽利的腹泻,湿泻。

阴主静,阳主动,阳主生,阴主长,阳主肃杀,阴主潜藏。阳化生成了没有实体的气,阴化生成了形体。寒冷到了极致就会转化为炎热,炎热到了极致就会转化为寒冷。寒气会产生浊阴,热气会产生清阳。人体中,如果清气不上升,反而下沉,就会导致腹泻;如果浊气不下沉,反而上升,就会导致胃脘胀满。这就是因为没有遵从阴阳变化的规律而导致了疾病。

在正常情况下,人体内的阴阳之气应该是平衡的。阴气过多就会损害阳气,阳气过多就会损害阴气。阳气过多会发热,阴气过多会发冷。发冷到了极点就会转而发热,发热到了极点就会转而发冷。发冷会伤害形体,发热会伤害元气;元气受到伤害了会疼,形体受到伤害了会肿。因此,先疼而后肿,是元气受伤后,累及了形体;先肿而后痛,是形体受伤后,累及了元气。

风邪太厉害伤害了身体,就会表现为头晕目眩、身体痉挛和来回摇晃;热邪太厉害伤害了身体,就会表现为红肿热痛的疮痈;燥邪太厉害伤害了身体,就会表现为津液枯涸及各种干燥;寒邪太厉害伤害了身体,就会表现为浮肿;湿邪太厉害伤害了身体,就会表现为大便稀软、泄泻不爽利。

风邪侵袭人体时,会像暴风雨般猛烈而迅疾。因此,医术精良的医生会在风邪刚侵入人体,病邪还在皮毛时就及时治疗;医术稍差点的医生,会在风邪侵入肌肤时进行治疗;医术再差点的医生,会在风邪侵入筋脉时实施治疗;医术更差的医生会在风邪侵入六腑时进行治疗;医术最差的医生,会到风邪已经侵入五脏了才开始治疗,此时,治愈的希望和死亡的概率就各占一半了。因此,人们如果受到了邪气的侵袭,没有及时治疗,会伤害到五脏;如果从食物中受到了寒热的侵袭,没有及时治疗,会伤害到六腑;如果受到了来自土地湿气的侵袭,没有及时治疗,会伤害到皮肉筋脉。

(4)《黄帝内经·素问》在其第二十三篇“宣明五气”中讲道

【原文】

五味所入:酸入肝,辛入肺,苦入心,咸入肾,甘入脾,是谓五入。

五脏所恶:心恶热,肺恶寒,肝恶风,脾恶湿,肾恶燥,是谓五恶。

五脏化液:心为汗,肺为涕,肝为泪,脾为涎,肾为唾,是谓五液。

五脏所藏:心藏神,肺藏魄,肝藏魂,脾藏意,肾藏志,是谓五脏所藏。

五脏所主:心主脉,肺主皮,肝主筋,脾主肉,肾主骨,是谓五主。

五劳所伤:久视伤血,久卧伤气,久坐伤肉,久立伤骨,久行伤筋,是谓五劳所伤。

【译文】

饮食五味进入人体后,各有归属:酸味会归入肝脏,辛味会归入肺脏,苦味会归入心脏,咸味会归入肾脏,甘味会归入脾脏,这就是五味与五脏的对应关系,称作“五入”。

五脏各有所讨厌的:心讨厌热,肺讨厌寒,肝讨厌风,脾讨厌湿,肾讨厌燥,这就是所说的“五恶”。

五脏各会化生出不同的体液:心化生出汗,肺化生出鼻涕,肝化生出泪,脾化生出口水,肾化生出唾液,这就是所说的“五液”。

五脏各藏有不同的精神活动:心主神志,主宰精神意识思维及情志活动;魄属神经活动中有关本能的感觉和支配动作的功能,亦为五脏精气所化生,古人认为属肺所藏;五脏精气化生的精神情志活动藏于肝;

意念是五脏精气所化生的情志活动之一，为脾所藏；人的记忆力和意志为肾所藏，这就是所谓的“五脏所藏”。

五脏各有它所主宰的器官：心脏主宰血脉，肺脏主宰皮毛，肝脏主宰筋腱，脾脏主宰肌肉，肾脏主宰骨骼，这就是所谓的“五主”。

五种过度的劳累所伤害的对象各不相同：长时间地看伤心血，长时间地卧床伤肺气，长时间地坐着伤肌肉，长时间地站立伤骨，长时间地行走伤筋，这就是所谓的“五劳所伤”。

(5)《黄帝内经·素问》在其第三十九篇“举痛论”中讲道

【原文】

帝曰：愿闻人之五脏卒痛[①]，何气使然？

岐伯对曰：经脉流行不止，环周不休。寒气入经而稽迟，泣[②]而不行，客于脉外则血少，客于脉中则气不通，故卒然而痛。

【译文】

黄帝说：我想要知道人的五脏突然疼痛，是什么邪气导致的呢？

岐伯回答说：人体经脉中的气血应该是在全身流动不止，循环不休的。寒气侵入经脉中，会让经血留滞，凝滞而流通不畅，寒邪侵袭了经脉的外部，供血就会减少，如果寒邪侵入了经脉中，气血就会不通，所以会突然疼痛。

---

① 〔卒痛〕卒，通“猝”，突然的意思。卒痛，突然疼痛。

② 〔泣〕通“涩”，表示凝滞、不畅的意思。

(6)《黄帝内经·素问》在其第四十二篇“风论”中讲道

【原文】

黄帝问曰：风之伤人也，或为寒热，或为热中，或为寒中，或为疠风[①]，或为偏枯[②]，或为风也，其病各异，其名不同，或内至五脏六腑，不知其解，愿闻其说。

岐伯对曰：风气藏于皮肤之间，内不得通，外不得泄，风者善行而数变，腠理开则洒然[③]寒，闭则热而闷，其寒也则衰食饮，其热也则消肌肉，故使人怢栗[④]而不能食，名曰寒热。

【译文】

黄帝问道：同样是风邪侵害人体，有的表现为寒热病，有的表现为热中病，有的表现为寒中病，有的表现为疠风病，有的表现为偏枯病，有的深入内脏，侵入五脏六腑，我不明白其中的道理，愿闻讲解。

岐伯回答说：风气侵入到人体皮肤里面，体内气血不能流通，体汗不能向外疏泄；风的行动最快而且变化多端，皮肤纹理张开，它就会让人觉得发冷；皮肤纹理闭合，它就会让人觉得热而烦闷。寒邪会让人饮食减退，热邪会让人肌肉萎缩，所以让人发冷而不想吃东西，叫作寒热病。

---

① 〔疠(lì)风〕即现在的麻风病。

② 〔偏枯〕即现在所说的半身不遂，指一侧肢体偏瘫，患病的那侧肢体比健康的那侧枯瘦、麻木不仁，是中风的后遗症。

③ 〔洒然〕形容寒冷的样子。

④ 〔怢栗(tū lì)〕形容寒冷的样子。

(7)《黄帝内经·素问》在其第四十三篇“痹论”中讲道

【原文】

黄帝问曰:痹[①]之安生?

岐伯对曰:风寒湿三气杂至,合而为痹也。其风气胜者为行痹[②],寒气胜者为痛痹[③],湿气胜者为著痹[④]也。

【译文】

黄帝问道:怎么会发生痹病呢?

岐伯回答说:风、寒、湿三气杂糅在一起侵入人体就会成为痹病。偏重于风气的,导致行痹;偏重于寒气的,导致痛痹;偏重于湿气的,导致著痹。

(8)《黄帝内经·素问》在其第六十六篇“天元纪大论”中讲道

【原文】

黄帝问曰:天有五行御五位,以生寒暑燥湿风;人有五脏化五气,以生喜怒思忧恐。《论》言:五运相袭而皆治之,终期[⑤]之日,周而复始。余

---

① 〔痹〕阻塞不通。

② 〔行痹〕又称“风痹”,症状为肢节疼痛,且疼痛的部位游走不定。

③ 〔痛痹〕又称“寒痹”,症状为肢体疼痛比较严重,遇到热气疼痛就会减轻,遇到寒气疼痛就会加剧。

④ 〔著痹〕又称“湿痹”,症状为肢体疼痛特别严重,且疼痛部位游走不定,或肌肉麻木不仁。

⑤ 〔期(jī)〕满一年。

已知之矣，愿闻其与三阴三阳之候奈何合之？

鬼臾区[①]稽首再拜对曰：昭乎哉问也！夫五运阴阳者，天地之道也，万物之纲纪，变化之父母，生杀之本始，神明之府也，可不通乎！故物生谓之化，物极谓之变，阴阳不测谓之神，神用无方谓之圣。夫变化之为用也，在天为玄，在人为道，在地为化，化生五味，道生智，玄生神。神在天为风，在地为木；在天为热，在地为火；在天为湿，在地为土；在天为燥，在地为金；在天为寒，在地为水。故在天为气，在地成形，形气相感而化生万物矣。然天地者，万物之上下也；左右者，阴阳之道路也；水火者，阴阳之征兆也；金木者，生成之终始也[②]。气有多少，形有盛衰，上下相召，而损益彰矣。

【译文】

黄帝问道：天有五行（水、火、木、金、土）掌控东、西、南、北、中五个方位，从而产生了寒、暑、燥、湿、风的不同气候。人体内有五脏生化五气，从而产生了喜、怒、思、忧、恐五种情志。《素问·六节藏象论》中说五运是相互承袭的，且有固定的顺序，到岁末的那一天刚好完成一个循环周期，然后会重新开始循环。这些道理我已经知道了，我想要听你讲解一下五运之气和三阴三阳这六气是如何对应的？

鬼臾区对着黄帝行了两次跪拜礼，然后回答说：您问的这个问题真是高明啊！五运阴阳是天地间最大的道理，是所有事物的纲领，是所有

① 〔鬼臾(yú)区〕也有的典籍写作“鬼容区”，号大鸿，黄帝的一个大臣，传说是上古的医学家，曾经详细论述了脉经。

② 〔金木者，生成之终始也〕此句的意思是，秋季和春季是万物的结束和开始。秋季对应于金，春季对应于木，所以金木指的是秋季和春季，因为秋季是万物成熟、收获的季节，而春季是万物萌生的季节。

变化的来源，是所有事物产生和毁灭的根本，是世间万物发生神奇变化的源泉，怎么能够不通晓它呢？所以事物产生称为“化”，事物生长发展到极致称为“变”，阴阳变化的不可揣测称为“神”，神的作用没有固定的规律，变化无穷称为“圣”。神明变化的作用表现在天上就是浩瀚神秘的宇宙，表现在人中就是为人处世的道理，表现在地上就是万物的化生。地能够化生，所以化生出了五味，人明白了道理，所以产生了智慧，宇宙浩瀚神秘，所以产生了神明。而神明的变化在天为风，在地为木；在天为热，在地为火；在天为湿，在地为土；在天为燥，在地为金；在天为寒，在地为水。总之，在天为无形的六气，在地为有形的五行，有形的五行和无形的六气相互感应，化生出了世间万物。然而，天地是万物的上下，左右是阴阳升降的通道，水火是阴阳的具体表现，秋季和春季是万物生长收成的结束和开始，六气有多少的不同，五行有盛衰的变化，形和气相互感应，不足和有余的情况就非常明显了。

(9)《黄帝内经·灵枢》在其第五十篇“论勇”中讲道

【原文】

少俞曰：春青风，夏阳风，秋凉风，冬寒风。凡此四时之风者，其所病各不同形。

黄帝曰：四时之风，病人如何？

少俞曰：黄色薄皮弱肉者，不胜春之虚风；白色薄皮弱肉者，不胜夏之虚风；青色薄皮弱肉，不胜秋之虚风；赤色薄皮弱肉，不胜冬之虚风也。

黄帝曰：黑色不病乎？

少俞曰：黑色而皮厚肉坚，固不伤于四时之风。其皮薄而肉不坚，色不一者，长夏至而有虚风者，病矣。其皮厚而肌肉坚者，长夏至而有虚风，不病矣。其皮厚而肌肉坚者，必重感于寒，外内皆然，乃病。

少俞曰：酒者，水谷之精，熟谷之液也，其气慓悍[①]。

【译文】

少俞说：春季吹的是轻柔温和风，夏季吹的是热风，秋季吹的是凉风，冬季吹的是寒风。因为四季风邪的性质有所不同，所以影响到人体发病的情况也是不一样的。

黄帝问：病人感受四季不同的风邪，会有怎样的不同情形呢？

少俞回答说：面色黄、皮肤薄、肌肉柔弱的人，经受不住春季风邪的侵袭；面色白、皮肤薄、肌肉柔弱的人，经受不住夏季风邪的侵袭；面色青、皮肤薄、肌肉柔弱的人，经受不住秋季风邪的侵袭；面色赤、皮肤薄、肌肉柔弱的人，经受不住冬季风邪的侵袭。

黄帝问：面色黑的人，就不会因为受到风邪侵袭而生病吗？

少俞回答说：面色黑而皮肤厚、肌肉坚实的人，就不会遭受四季风邪的侵袭。如果其人皮肤薄、肌肉不坚实、面色又不能保持正常黑色，到了长夏季节，遭受风邪侵害就会生病。如果其人面色黑、皮肤厚、肌肉坚实，即使在长夏季节遇到风邪，也不会发生疾病。但是皮肤厚、肌肉坚实的人遭受寒邪的严重侵害，以致身体内外都受到了影响，就不免生病了。

少俞回答说：酒是水谷的精华，是由熟谷酿成的浆液，其气猛烈迅厉。

---

① 〔慓悍〕猛烈之意。王冰注：“慓，疾也。悍，利也。”

(10)《黄帝内经·灵枢》在其第五十八篇“贼风”中讲道

【原文】

黄帝曰:夫子言贼风邪气之伤人也,令人病焉,今有其不离屏蔽,不出空穴[①]之中,卒[②]然病者,非不离[③]贼风邪气,其故何也?

岐伯曰:此皆尝有所伤于湿气,藏于血脉之中,分肉之间,久留而不去;若有所堕坠,恶血在内而不去,卒然喜怒不节,饮食不适,寒温不时,腠理闭而不通。其开而遇风寒,则血气凝结,与故邪相袭,则为寒痹。其有热则汗出,汗出则受风,虽不遇贼风邪气,必有因加而发焉。

【译文】

黄帝问:您曾经说过,四时的不正贼风邪气侵袭人体,使人生病。可是有些人没有离开遮挡很严密的地方,亦没有离开居住的房屋,并不是没有避开贼风邪气的侵袭,却突然生病,这是什么原因呢?

岐伯回答说:这些都是因为平时就曾为湿邪所伤而没有察觉所造成的。湿邪侵入人体,潜藏在血脉之中及肌肉的间隙里,长久滞留而不消散;或者因为从高处坠下,使得瘀血滞留体内未散;突然大喜大怒而不控制自身的情绪,饮食不适当,不能根据天气的寒温变化而调整生活习惯,因而导致腠理闭塞不通畅。在腠理开时,骤然遭受风寒,就会使血气凝滞不通,以前体内滞留的湿邪与新感风寒相结合,就会形成寒

---

① 〔空穴〕上古之人穴居野处,所以称之为空穴。

② 〔卒(cù)〕通“猝”,突然。

③ 〔离〕通“罹”,遭到。

痹。有时候因热出汗，出汗时就容易感受风邪。上述的这些情况，即便没有遇到贼风邪气的侵袭，也一定会因为体内原有病邪加上新感之邪而发病。

(11)《黄帝内经·灵枢》在其第六十六篇“百病始生”中讲道

【原文】

黄帝问于岐伯曰：夫百病之始生也，皆生于风雨寒暑，清湿喜怒。喜怒不节则伤脏，风雨则伤上，清湿则伤下。三部之气，所伤异类，愿闻其会。

岐伯曰：三部之气各不同，或起于阴，或起于阳，请言其方[①]。喜怒不节则伤脏，脏伤则病起于阴也；清湿袭虚，则病起于下；风雨袭虚，则病起于上，是谓三部。至其淫泆，不可胜数。

黄帝曰：余固不能数，故问先师，愿卒闻其道。

岐伯曰：风雨寒热，不得虚，邪不能独伤人。卒然逢疾风暴雨而不病者，盖无虚，故邪不能独伤人。此必因虚邪之风，与其身形，两虚相得[②]，乃客其形。两实相逢[③]，众人肉坚。其中于虚邪也，因于天时，与其

① 〔方〕义也，道理。

② 〔两虚相得〕人们生病，是由于身体正气虚弱，又遇到虚邪的侵袭，所以称为“两虚相得”。

③ 〔两实相逢〕相对于“两虚相得”而言，两实指的是四时的正常气候和人身体之强健壮实，如果禀赋刚强，身体强健，加上四时之风也都正常，那么一般而言他是不会遭受虚邪侵袭而致病的。

身形，参以虚实[1]，大病乃成。气有定舍，因处为名[2]，上下中外，分为三员[3]。

是故虚邪之中人也，始于皮肤，皮肤缓则腠理开，开则邪从毛发入，入则抵深，深则毛发立，毛发立则淅然[4]，故皮肤痛。留而不去，则传舍[5]于络脉，在络之时，痛于肌肉，其痛之时息，大经乃代[6]。留而不去，传舍于经，在经之时，洒淅喜惊。留而不去，传舍于输[7]，在输之时，六经[8]不通四肢，则肢节痛，腰脊乃强[9]。留而不去，传舍于伏冲之脉[10]，在伏冲之时，体重身痛。留而不去，传舍于肠胃。在肠胃之时，

---

① 〔参以虚实〕体虚邪实相合，这是人致病的原因。虚，指人形体之虚。实，虚邪贼风盈实。

② 〔气有定舍，因处为名〕当贼风邪气侵入人体之后，会滞留和潜伏在一定的部位。根据其滞留部位的不同而定其名称，称之为“因处为名”。

③ 〔上下中外，分为三员〕人体从纵向划分，可以分为上、中、下三部；从横向划分，可以分为表、里、半表半里三部。三员，三部的意思。

④ 〔淅(xī)然〕寒貌，身体发冷的样子。

⑤ 〔传舍〕邪气侵入人体，从络脉传至经脉，传至输脉，传至肺腑，最终影响脏腑。

⑥ 〔大经乃代〕邪气侵入人体，先是稽留在络脉，而后邪气继续深入，传入经脉，此时由经脉代其承受邪气。大经，指的是经脉，相对于络脉而言。因为络脉细小，所以经脉称为“大经”。

⑦ 〔输〕输脉，指足太阳之脉。

⑧ 〔六经〕这里主要指的是手之六经，即手太阳经、手阳明经、手少阳经、手太阴经、手少阴经、手厥阴经。

⑨ 〔强(jiāng)〕此处与“僵”同，意谓硬直，屈伸困难。

⑩ 〔伏冲之脉〕指冲脉之循行靠近脊柱里面者。冲脉，起于胞中，上循脊里，为经络之海，五脏六腑都禀受它的气血的濡养。伏冲，冲脉在脊里，伏行最深，所以称为伏冲。

贲响腹胀，多寒则肠鸣飧泄，食不化，多热则溏出麋[1]。留而不去，传舍于肠胃之外，募原[2]之间，留著于脉，稽留而不去，息而成积。或著[3]孙脉，或著络脉，或著经脉，或著输脉，或著于伏冲之脉，或著于膂筋[4]，或著于肠胃之募原，上连于缓筋[5]，邪气淫泆[6]，不可胜论。

【译文】

黄帝问岐伯说：各种疾病开始发生，都是由于风雨寒暑、阴冷潮湿等邪气的侵袭和喜怒哀乐等情志所引发。喜怒哀乐等情志不加节制，就会伤及内脏；外感风雨之邪，就会伤及人体的上部；感受寒湿之邪，就会伤及人体的下部。上、中、下三部邪气伤人，各有不同，我想听听其中的道理。

岐伯回答说：这三部之气各不相同，有的病发于阴分、有的病发于阳分，请让我讲讲这当中的道理。如果喜怒等情志不节制，就会伤于五脏，五脏属阴，五脏受伤则病起于阴分；寒湿之邪乘虚侵袭人体下部筋骨，下部筋骨受伤则病起于下；风雨之邪乘虚侵袭人体上部肌表，上部肌表则病起于上，这就是邪气侵袭的三个主要部位。等到病邪深入扩散，那么发生的病变就难以计数了。

黄帝说：我本来就对千变万化的病变不能尽数了解，所以向先生请

---

① 〔溏出麋(mí)〕麋同“糜”，糜烂之意。溏出麋，泛指热型痢疾，大便下血，赤白相杂。

② 〔募原〕又称“膜原”，泛指膈膜或肠胃之外的脂膜。

③ 〔著〕附着，停留，留止，这里指邪气滞留不去。

④ 〔膂(lǚ)筋〕附于脊臀的筋。

⑤ 〔缓筋〕泛指足阳明筋。

⑥ 〔淫泆(yì)〕泆为放纵。淫泆，指邪气泛滥，没有节制，变化多端，不可胜数。

教，希望能够完全明白其中的道理。

岐伯说：风雨寒热之邪，如果不是遇到体质虚弱之人，一般而言是不会单独伤人的。有些人突然遇到狂风骤雨，却没有生病，这多半是因为他体质并不虚弱，身强体壮，所以邪气不能单独伤人致病。疾病的发生，一定是因为遇到了虚邪之风，再加上人体身形虚弱，两虚相感，这才导致了病邪侵入人体致病。大多数人在生活中，若身体强壮，肌肉健实，而四时之气也正常，那么就不容易发生疾病。一些人被虚邪侵袭，是由于天时气候的不正常，以及身体羸弱，体虚邪实，相互参合，如此大病就形成了。邪气侵袭人体，其滞留和潜伏各有一定的部位，根据其所在的不同部位，分别加以命名，从而更容易区分。人体从纵向可划分为上、中、下三部；从横向可划分为表、里和半表半里三部。

人体所以有虚邪贼风侵袭，首先是从皮肤开始的，如果皮肤松弛不够紧致，腠理就会开泄，邪气就会趁机从毛发侵入向人体深部蔓延，到达深处后，则毛发悚然竖起。毛发竖起，身体寒栗，皮肤收紧也会出现疼痛的感觉。如果邪气滞留不去，就会逐渐传入络脉，邪气在络脉的时候，肌肉就会疼痛。疼痛停止，是经脉代替络脉承受邪气，邪气滞留经脉，身体就会出现寒冷、战栗和惊悸的现象。如果邪气停留而不散去，就会传入于输脉，当邪气滞留在输脉的时候，六经之气不能通达，四肢就会出现肢节疼痛，腰脊不能屈伸。如果邪气滞留而不散去，就会传入伏冲之脉，当邪气滞留在伏冲脉的时候，就会出现体重身痛的感觉。如果邪气滞留不去，就会进一步传入肠胃，当邪气滞留在肠胃的时候，就会出现肠鸣、腹胀等症状。病邪在肠胃，若寒邪多，则肠鸣、泄泻，食物不化；若热邪多，则出现痢疾，大便下血。如果邪气滞留尚不能祛除，就会传入肠胃之外的膜原之间，停留在血脉之中，当病邪滞涩不去，邪气就与气血相互凝结，结聚成为积块。总而言之，邪气侵入人体，或滞留在孙络，或滞留在络脉，或滞留在经脉，或滞留在输脉，或滞留在伏冲之脉，或滞留在脊膂之筋，或滞留在肠胃之膜原，上连缓筋，邪气在人体内肆意泛滥，变化多端，是难以说尽的。

(12)《黄帝内经·灵枢》在其第八十一篇“痈疽”中讲道

【原文】

寒邪客于经络之中则血泣[1]，血泣则不通，不通则卫气归之，不得复反[2]，故痈肿。寒气化为热，热胜则腐肉，肉腐则为脓，脓不泻则烂筋，筋烂则伤骨，骨伤则髓消，不当骨空[3]，不得泄泻，血枯空虚，则筋骨肌肉不相荣，经脉败漏，熏于五脏，脏伤故死矣。

【译文】

如果寒邪侵入经脉之中，就会使血脉凝涩，血脉凝涩就会使经络不通畅，经络不通畅则卫气壅积不达，气血就不能正常地周流运转，结聚在一处，就会形成痈肿了。此时，体内寒邪长时间蓄积，就会化生热毒，热毒偏盛，就会腐蚀肌肉，肌肉被长期腐蚀，就会化为脓，脓不能及时排出体外，就会使筋膜腐烂，筋膜腐烂就会伤到骨骼，骨骼受伤，就会使骨髓消损。如果痈肿不在骨节空隙之处，热毒就无从排泄，就会使得营血亏损枯竭，那么筋骨肌肉就无法得到营血的濡养了，经脉因而溃败受损，热毒向内深入五脏，五脏如果受到了严重伤害，人就会死亡了。

---

① 〔泣〕通“涩”。

② 〔反〕还。

③ 〔骨空〕骨节相交之处形成的空隙。

2. 张仲景、孙思邈、李时珍的养生之道

张仲景在《伤寒杂病论》中讲道："此君子春夏养阳，秋冬养阴，顺天地之刚柔也。"又讲道："夫天布五行，以运万类；人禀五常，以有五藏；经络腑俞，阴阳会通；玄冥幽微，变化难极。自非才高识妙，岂能探其理致哉！"他强调养生要顺应天地四时变化之规律。还认为，人体五脏与宇宙五行相匹配，五脏在体内分别承担着调控身体机能、维持生命活动的重要任务，气血畅通、阴阳平衡、脏腑功能协调对养生具有重要意义。

孙思邈强调养生的重要性，这也是其改变自幼体弱多病而能成为寿星的重要原因。他的养生方法是：发常梳、目常运、齿常叩、漱玉津、耳常鼓、腰常摆、腹常揉、摄谷道（提肛）、膝常扭、脚常搓等。这些方法旨在通过日常生活中的简单而持久的动作来激活穴位、畅通血脉，防止微循环瘀堵，以利养生和健康。

孙思邈还将养生用歌诗赋进行表达，有《养生歌》（又称《孙真人卫生歌》，出自《孙思邈保健著作五种》）、《长寿歌》等，其内容如下：

《养生歌》

天地之间人为贵，头象天兮足象地。
父母遗体[①]宜保之，箕畴[②]五福寿为最。
卫生切要知三戒，大怒大欲并大醉。
三者若还有一焉，须防损失真元气。
欲求长生先戒性，火不出兮神自定。
木还去火不成灾，人能戒性方延命。

---

① 〔遗体〕父母给予子女的体格。
② 〔箕畴〕相继、继承之意。

贪欲无穷亡却精，用心不已走元神。
劳形散尽中和气，更复何能保此身。
心若太费费则竭，形若太劳劳则怯。
神若太伤伤则虚，气若太损损则绝。
世人欲知卫生道，喜乐有常嗔怒少。
心诚意正思虑除，顺理修身去烦恼。
春嘘明目木扶肝，夏至呵心火自闲。
秋呬定收金肺润，冬吹肾水得平安。
三焦嘻却除烦热，四季常呼脾化餐。
切忌出声闻口耳，其功尤胜保神丹。
发宜多梳气宜炼，齿宜频叩津宜咽。
子欲不死修昆仑，双手揩摩常在面。
春月少酸宜食甘，冬月宜苦不宜咸。
夏要增辛减却苦，秋辛可省便加酸。
季月可咸甘略戒，自然五脏保平安。
若能全减身康健，滋味偏多多病难。
春寒莫放绵衣薄，夏月汗多须换着。
秋冬衣冷渐加添，莫待病生才服药。
惟有夏月难调理，内有伏阴忌凉水。
瓜桃生冷忌少餐，免致秋来生疟痢。
君子之人守斋戒，心旺肾衰宜切记。
常令充实勿空虚，日食须当去油腻。
太饱伤神饥伤胃，太渴伤血并伤气。
饥餐渴饮勿太过，免致膨脝伤心肺。
醉后强饮饱强食，未有此身不成疾。

人资饮食以养身，去其甚者自安适。
食后徐行百步多，手摩脐腹食消磨。
夜半灵根灌清水，丹田浊气切须呵。
饮酒可以陶情性，太饮过多防有病。
肺为华盖倘受伤，咳嗽劳神能损命。
慎勿将盐去点茶，分明引贼入其家。
下焦虚冷令人瘦，伤肾伤脾防病加。
坐卧切防脑后风，脑内入风人不寿。
更兼醉饱卧风中，风才一入成灾咎。
雁有序兮犬有义，黑鲤朝北知臣礼。
人无礼义反食之，天地神明俱不喜。
养体须当节五辛，五辛不节损元神。
莫教引动虚阳发，精竭神枯定丧身。
不问在家并在外，若遇迅雷风雨至。
急须端肃敬天威，静室收心须少避。
恩爱牵缠不自由，利名萦绊几时休。
放宽些子自家福，免致中年早白头。
顶天立地非容易，饱食暖衣宁不愧。
思量无以报洪恩，早暮焚香谢天地。
身安寿永事如何，胸次平夷积善多。
惜命惜身兼惜气，请君熟玩卫生[①]歌。

① 〔卫生〕保护生命。

《长寿歌》

清晨一盘粥，夜饭莫教足。
撞动景阳钟，叩齿三十六。
大寒与大热，切莫贪色欲。
坐卧莫当风，频于暖处浴。
食饱行百步，常以手摩腹。
再三防夜醉，第一戒神嗔[①]。
安神宜悦乐，惜气保和纯。
怒甚偏伤气，思多太损神。
神疲心易役，气弱病相萦。
勿使悲欢极，当令饮食均。
亥寝鸣云鼓，晨兴漱玉津。
妖神难犯己，精气自全身。
若要无诸病，常当节五辛[②]。
寿夭休论命，修行在本人。
若能遵此理，平地可朝真。

李时珍有关养生的内容多以简洁易懂的口诀形式流传，较为著名的具体如下：

1.饱不洗头，饥不洗澡。冷水洗脸，美容保健。汗水没落，冷水莫浇。温水刷牙，防敏固齿。

---

① 〔嗔(chēn)〕表示生气或怒意。

② 〔五辛〕《本草纲目·菜部》记载："五荤即五辛，为其辛臭昏神伐性也"。佛家以葱、蒜、韭、薤(xiè)、兴渠为五荤。

2.吃米带糠,吃菜带帮。男不离韭,女不离藕。青红萝卜,生克熟补。食不过饱,饱不急卧。

3.养生在动,养心在静。心不清净,思虑妄生。心神安宁,病从何生。闭目养神,静心益智。

4.药补食补,莫忘心补。以财为草,以身为宝。烟熏火燎,不吃为好。油炸腌泡,少吃为妙。

5.臭鱼烂虾,索命冤家。食服常温,一体皆春。冷勿冰齿,热勿灼唇。物熟始食,水沸始饮。

6.多食果菜,少食肉类。饮食有节,起居有时。头部宜冷,足部宜热。知足常乐,无求常安。

7.养生在勤,养心在静。

8.人到老年,必须锻炼,散步慢跑,练拳舞剑;莫怕严寒,清扫庭院,绘画添趣,心胸广宽。

9.闻鸡起舞,床不可贪,种花养鸟,习书览篇;奕棋唱戏,房事莫贪,私事勿念,便宜勿占。

10.活动身体,贵在经常,心情舒畅,长寿健康;遇事勿怒,劳勿过偏,茶水勿浓,学习勿念。

11.饮食勿暴,少吃晚餐,吃饭勿语,切勿吸烟;低盐低糖,勿食太咸,少吃脂肪,饭莫过量。

12.每日三餐,调剂适当,蔬菜水果,多吃无妨;按时入睡,定时起床,起身要慢,勿急勿慌。

13.饮酒勿过,名利勿钻,闲气勿生,胸怀要宽。

14.心无病,防为早,心理健康身体好;心平衡,要知晓,情绪稳定疾病少。

15.练身体,动与静,弹性生活健心妙;要食养,八分饱,脏腑轻松自疏导。

16.人生气，易衰老，适当宣泄人欢笑；品书画，溪边钓，选择爱好自由挑。

17.动脑筋，不疲劳，思睡养心少热闹；有规律，健身好，正常生活要协调。

18.常搓手，可健脑，防止冻疮和感冒。

19.夏不睡石，秋不睡板。春不露脐，冬不蒙头。白天多动，夜里少梦。

20.睡前洗脚，胜吃补药。贪凉失盖，不病才怪。

21.早睡早起，怡神爽气，贪房贪睡，添病减岁。夜里磨牙，肚里虫爬。

22.一天吃一头猪，不如床上打呼噜。

23.三天吃一只羊，不如洗脚再上床。

24.枕头不选对，越睡人越累。先睡心，后睡人，睡觉睡出大美人。

25.脚不冷，暖烘烘；脚对风，请郎中。

26.睡觉莫睡巷，最毒穿堂风。

27.睡觉不点灯，早起头不晕。

28.勤开窗，多通风，新鲜空气保健康。

除了上述歌诀，还有与养生、行医相关的名句：

饮食者，人之命脉。少饮则和气行血；痛饮则伤神耗血。

——明代李时珍《本草纲目》

缓则治其本，急则治其标。

——《黄帝内经·素问·标本病传论》

安谷则昌，绝谷则亡。

——明代李时珍《本草纲目》

身如逆流船，心比铁石坚。望父全儿志，至死不怕难。

——明代李时珍《铭志诗》

凡人一身有经脉、络脉，直行曰经，旁支曰络。

——明代李时珍《奇经八脉考》

夫众病积聚，皆起于虚也。虚生百病。

——南北朝时期徐之才《药对》

痰有六：湿、热、风、寒、食、气也。

——明代李时珍《本草纲目》

怒则气逆，喜则气散，悲则气消，恐则气下，惊则气乱，劳则气耗，思则气结。

——《黄帝内经·素问·举痛论》

百病必先治其本，后治其标。

——明代李时珍《本草纲目》

爽口物多终作疾，快心事过必为殃。

——北宋邵雍《仁者吟》

善养生者养内，不善养生者养外。

——明代龚廷贤《寿世保元》

人之一身，贪心动则津生，哀心动则泪生，愧心动则汗生，欲心动则精生。

——明代李时珍《本草纲目》

省病诊疾，至意深心，详察形候，纤毫勿失。

——唐代孙思邈《备急千金要方》卷一《大医精诚》

勤求古训，博采众方。

——东汉张仲景《伤寒杂病论·自序》

医者贵在格物。

——明代李时珍《本草纲目》

用药如用兵，用医如用将。

——南北朝时期褚澄《褚氏遗书·除疾》

春夏养阳，秋冬养阴。

——《黄帝内经·素问·四气调神大论》

病不可不察隐情，药不可徒拘成法。

——明代倪士奇《两都医案北案》

精于医者，必通于文。

——清代唐宗海《中西汇通医经精义·叙》

医之为道，非精不能明其理，非博不能致其得。

——清代喻昌《医门法律·先哲格言》

饮食不节，杀人顷刻。

——明代李时珍《本草纲目》

见痰休治痰，见血休治血。

——明代李中梓《医宗必读》

3. 古代医书对沙疗的记载

唐代“医圣”孙思邈所著《备急千金要方》对沙浴疗法作了介绍，并将其作为一种有效的治疗手段。唐代中药学家陈藏器所著《本草拾遗》也对沙浴疗法的具体步骤和效果作了进一步说明。《备急千金要方》和《本草拾遗》都有这样的记载：“六月河中诸热沙，主风温顽痹不仁，筋骨挛缩，风挚瘫痪，血脉断绝，取干沙日暴令极热，伏坐其中，冷则更易之。”明代医药学家李时珍在他的《本草纲目》中也记录了沙疗法，书中讲道：“六月取河沙，烈日暴令极热，伏坐其中，冷即易之”，并且以“取热彻通汗”为度。他们都认为沙浴疗法能够驱寒祛湿，疏经通络，行气活血，回阳救逆，消肿散结，治病防病。《本草拾遗》中记载：“西域埋热沙，除祛风寒诸疾”“夏天埋沙，暑湿可祛”。历代名人游记中也多有“火洲埋沙疗疾祛病”的描述。

传说13世纪初，蒙古草原御医巴音汗家族就懂得使用沙疗方法。当时草原上的妇女生孩子时，由于气候变化无常等因素影响，孩子的存活率只有30%左右。草原御医巴音汗的祖先决心改变这种状况，试着将沙丘上干净的沙子背回蒙古包，铺在火炕上，把刚出生的婴儿放在热沙上，试用百年后，流传草原，婴儿的存活率也上升到80%~90%。元朝初年，此方法由蒙古人带入大都（今北京），王公贵族以此治疗风湿病、关节炎、颈椎病、肩周炎等草原多发病。

不仅如此，与沙疗相联系的还有“泥疗”。古代先民认为，泥土蕴藏着无穷的生命和未知的神秘力量，既是孕育生命的地方，又是生命最后的归宿。早在远古时期，人们就已认识到，木、火、土、金、水是日常不可缺少的物质。《国语·郑语》云：“以土为金、木、水、火杂，以成百物。”《左传》也记载：“天生五材，民并用之，废一不可。”明代医药学家李时珍在《本草纲目》云：“水为万物之源，土为万物之母。”饮资于水，食资于土。古代先民“尝百草”“认土性”，通过生存和斗争，逐渐发现了一些适合敷治外伤的外用药，以及土壤中微量元素、矿物质对疾病的疗效，发展了“泥疗”，认识到诸土还能入药，补脾胃，祛寒湿，生肌止血，消肿。如1973年，长沙马王堆3号汉墓出土的《五十二病方》，约为公元前3世纪写本，现存283个医方，247种药物，其中在矿物类药中包含了13种土类药：浮土、蚁冢土、灶末灰、百草木灰、灶黄土（伏龙肝）、乾跨灶、鼠壤、井上壅断初土、井冢泥、冻土、丘引矢（蚯蚓屎）、土蜂巢、胡燕巢土。《本草拾遗》中记载的土类药物有多种。《本草纲目》把土类药物归为16类别之一。根据医药文献记载，土类药物主要治疗皮肤病、风湿病、各类疮病、肿毒等，也治疗妇科疾病、儿科疾病、生殖系统病、精神性疾病等。当代“泥疗”采取了更加先进的技术手段，多用于关节病、皮肤病、烧伤外用及养颜美容等。

三、维吾尔医及其对沙疗养生祛病的论述

维吾尔医和藏医、蒙医、苗医等民族医学一样，是中华医学宝库中的重要组成部分，是我国珍贵的民族文化遗产，其主要内容如下：

1. 维吾尔医主要学说

(1)四大物质学说

维吾尔族先民通过对自然界各种事物和现象的观察和体验，认识到自然界的四大基本物质，即火、气、水、土对世界上万物的生长盛衰有着直接的影响，人体也不例外。四大基本物质具有不同性质，他们是火之干热、气之湿热、水之湿寒、土之干寒，使人体产生不同体质。这一理论是维吾尔族先民运用朴素唯物论和辩证法思想与医学实践相结合的产物，成为维吾尔医学的理论基础。在大量的临床实践中，运用该理论把人的气质、体液、内脏、器官、组织、生理、病理现象，按照事物的不同形态、特点、作用、性质分别归属为火、气、水、土，借以阐述说明人体生理、病理复杂关系和人体与外界环境之间的相互作用，从而进行辨证施治，达到祛病延年的目的。特别是该学说提出了用四大物质全生、全克、半生、半克规律来解释人体气质、体液之间相互滋生、相互制约的病理变化，以及根据其变化规律调理功能、诊疾疗病。

(2)气质学说

这一学说是说明气质由来、划分类型及其应用的学说。气质是指宇宙火、气、水、土四大物质属性与人体相互作用下产生的新的属性，即人体的某一种气质由四大物质的某一种属性偏盛偏衰所决定。气质学

说把气质分为寒、热、湿、干四种基本类型，然后又进一步分为干热、湿热、湿寒、干寒等多种复合气质类型，再根据其偏盛偏衰分为正常和异常两大种类，并以正常气质来说明人的生理状态，以异常气质说明病理变化。在正常气质状态下有八种类型，即平和的热性、寒性、湿性、干性，以及干热、湿热、湿寒、干寒性；在异常气质状态下又有八种类型，即非平和的异常热性、异常湿性、异常寒性、异常干性，以及异常干热性、异常湿热性、异常湿寒性、异常干寒性，并根据这种异常状况辨证施治。

(3)体液学说

该学说旨在说明人体四种体液的由来、种类及其应用。人体的体液是指在自然界火、气、水、土四大物质与人体气质的相互作用下，各种营养物质通过肝脏的正常功能产生的四种体液，即胆液质体质(属干热性)、血液质体质(属湿热性)、黏液质体质(属湿寒性)和黑胆质体质(属干寒性)。它们在人体的生命活动中，不断地消耗和补充，维持一定比例，保持一种平衡状态。若四种体液在各自的数量、质量上保持一定的平衡，则表明人体处于正常的生理状态，反之，则为病理状态。体液分为正常体液和异常体液两大类。正常体液又分为正常胆液质、正常血液质、正常黏液质和正常黑胆质四种状态，这四种体液象征火、气、水、土在人体的属性和作用。异常体液是指超出肝脏产生的正常状态，并且在数量和质量上偏盛或偏衰，产生无益或有害的体液，导致疾病的发生，称其为异常胆液质、异常血液质、异常黏液质、异常黑胆质四种。

此外，随着维吾尔医学的发展，在上述三大学说基础上又派生出器官学说、力学说、人体防御能力学说等。器官学说认为人体各器官均有与自己功能相应的特有气质，并根据器官各自的功能和作用，分为支配器官(脑、心、肝)和被支配器官(其他器官)两大类,器官又有气质之分。力学说认为人体的各种力量分为生命力、精神力和自然力三大类,这些力产生相应气质和作用。人体防御能力学说认为人体自身有较强的防御抵抗力,实现自身的体液和气质平衡,只有当人体防御能力下降时,就会出现“异常”状态,即疾病,需要“请求”外来的支援,即治疗,因此,人体要提高自身的免疫力。

2. 维吾尔医特色疗法:沙疗

对于非体液型失调气质的疾病一般用寒法、干法、热法、湿法四种方法来治疗。寒法即用寒性治疗措施和药物来清除热邪的一种治法;干法即用干性治疗措施和药物来清除湿邪的一种治法;热法即用热性治疗措施和药物来清除寒邪的一种治法;湿法即用湿性治疗措施和药物来清除干邪的一种治法。

对于体液型失调气质的疾病一般用湿寒法、干寒法、干热法、湿热法四种方法来治疗。湿寒法即用湿寒性治疗措施和药物来清除干热性病邪的一种方法;干寒法即用干寒性治疗措施和药物来清除湿热性病邪的一种疗法;干热法即用干热性治疗措施和药物来清除湿寒性病邪的一种治疗方法;湿热法即用湿热性治疗措施和药物来消除干寒性病邪的一种治疗方法。

沙疗就是属于干热法的一种特色疗法,它适用于湿寒因素过多的影响下发生的体液型湿寒性气质失调的疾病,这类疾病多指黏液性气质平衡发生改变而造成的疾病,如风湿类疾病等寒痹证。

维吾尔医埋沙疗法历史悠久。唐代的医学著作中就有“西域有热沙,埋人至项,能除风寒湿痹之疾”的记载。历代名人游记中多有“火洲埋沙疗疾祛病”的描述。沙疗流传至今,越来越成为现代人治疗湿寒证的良法。

通过长期实践和研究发现,吐鲁番盆地日照时间长,降雨稀少,夏季气温高,红外线充足,沙子温度高,热沙适宜释放沙子中的微量元素磷、铁、铜、锌、钾等,加之热埋后所产生的热气刺激与机械压力,患者全身末梢血管扩张,血流加快,汗腺开泄,有利于微量元素的吸收,能将维吾尔医学中所说的致病体液排出体外,恢复体液平衡,促进新陈代谢,促进肌体细胞活跃,激活神经系统而达到治疗目的。

四、国外沙疗状况

埃及有着良好的沙疗条件，该国地跨亚、非两大洲，其大部分位于非洲东北部，只有苏伊士运河以东的西奈半岛位于亚洲西南部。约94%的国土为沙漠，除北部沿海属地中海气候，其余地区属热带沙漠气候。

在埃及西南部地区，一些患有风湿病、关节痛和不育症的病人选择接受一种特殊的古老疗法——热沙疗法，而且越来越多的人通过这种自然疗法来养生保健。

热沙疗法基于埃及独特的自然气候环境和沙资源丰富的条件，这里夏季(6～8月)干旱、少雨、气温高，热沙治疗效果好。

热沙疗法最早出现在埃及法老时代，距今已有数千年历史。西部的锡瓦地区，以及南部的阿斯旺和阿布辛贝地区是沙疗的最佳区域，这里的热带沙漠气候极度干燥，每逢夏季，许多患有风湿、哮喘、不孕、阳痿等病的人会慕名赶来，在专业热沙理疗师的指导下，进行自然沙疗。这些地区有许多沙疗中心，为患者和游客提供沙疗服务。通过沙浴的热疗、磁疗双重作用，能够有效促进人体的血液循环、扩张血管、调整全身的生理反应，进而激活与恢复人体的神经功能，改善患病部位的新陈代谢，活跃网状内皮系统功能，调节机体的整体平衡，以此达到治病效果。热沙富含多种人体所需的矿物质和微量元素，通过太阳红外线作用，能够调节肌肉关节的灵活性，使人体酶系统更加活跃，进而提高人体的免疫力。

在埃及，通过沙疗治疗疾病的人群不断增多，沙疗的适用范围也不断扩大。除年老体弱者、婴幼儿、孕妇、经期妇女及有器质性病变的患者外，风湿病、关节炎、腰腿痛患者每年都进行沙疗，而且患有偏头痛、神经系统疾病后遗症、高血压、雷诺病、处于康复期的结核病、神经症、慢性肠胃炎、心血管系统疾病、佝偻病等患者，都选择沙疗，并取得了不同程度的疗效，特别是对于感冒初期，减肥紧肤的患者有明显疗效。

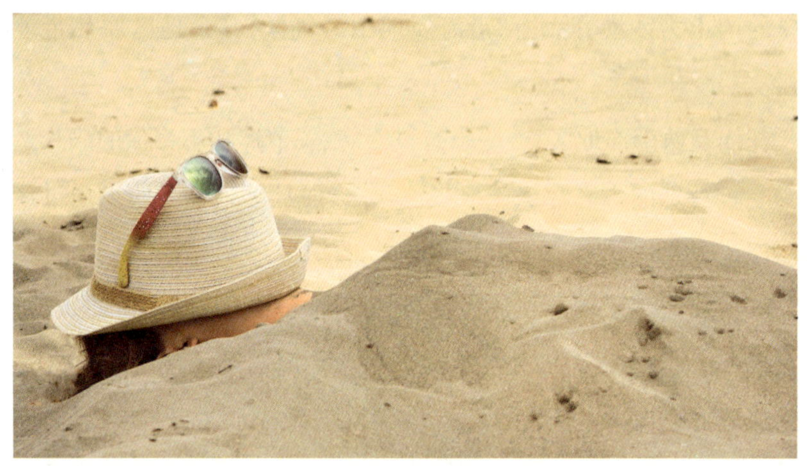

国外热沙疗法

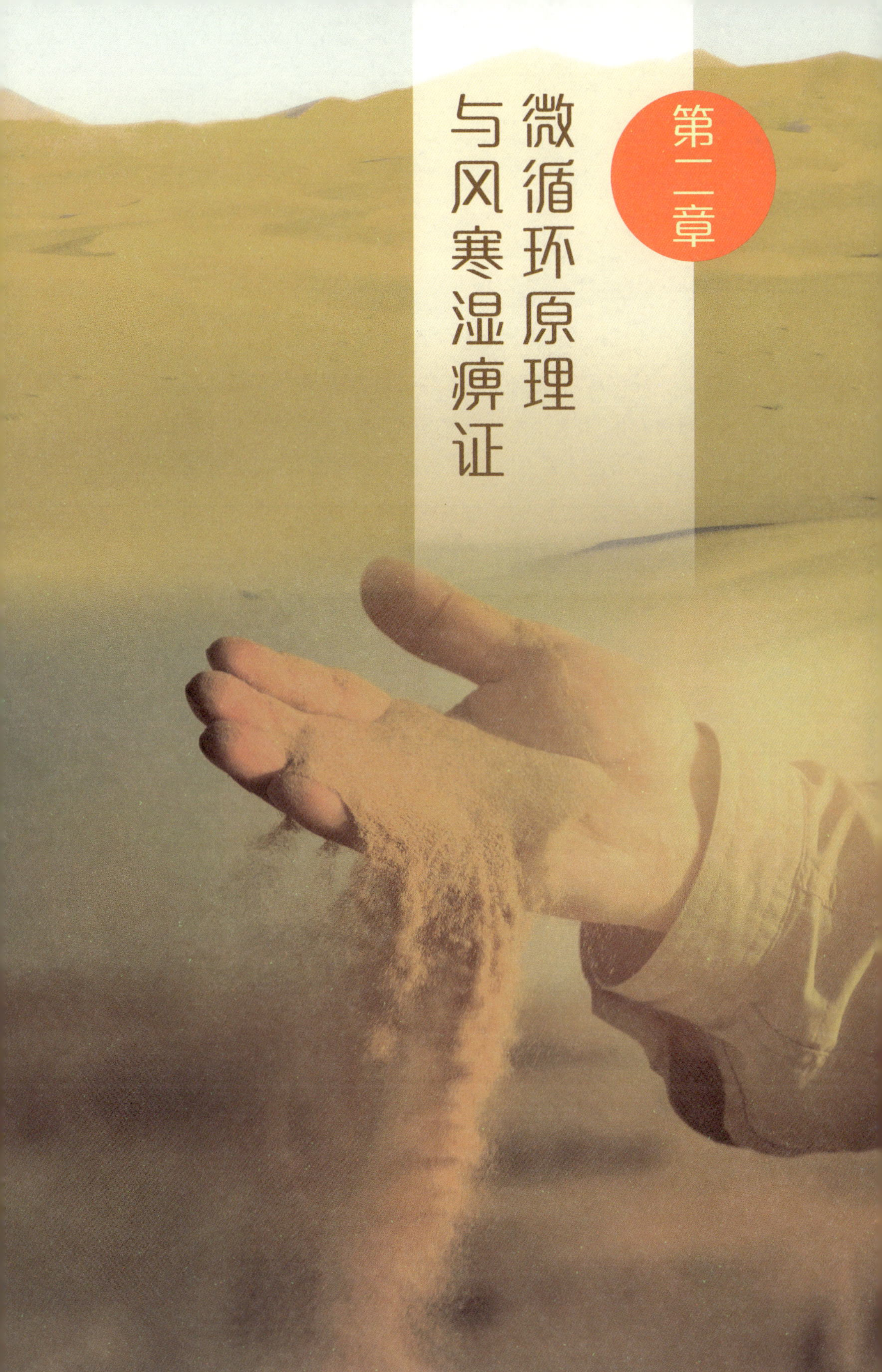
第二章
微循环原理
与风寒湿痹证

中医理论认为,“通则不痛,痛则不通”。

讲沙疗,首先要了解人体的微循环原理,微循环是通向人体“大街小巷”“千家万户”的生命之网。沙疗的机理和效果直接作用于机体微循环的网络系统,在养生祛病的道路上,它是微循环通畅的“清道夫”,它能使万病之源——风寒湿邪得到清理,还能使新陈代谢的“交通网”畅通无阻。

一、微循环原理

1. 什么是微循环

要研究沙疗，就有必要搞清楚人体微循环的基本原理。

不了解人体微循环，沙疗的作用机理就无从谈起，因为沙疗的功效体现在人体微循环的改善上。

人体有四大网络系统，即神经网络系统、血管网络系统、淋巴网络系统和组织液循环系统。

微循环属血管网络系统，是指微动脉和微静脉之间的血液循环，血液循环最根本的功能是进行血液和组织之间的物质交换，微循环的调节机制主要是通过神经和体液调节血管平滑肌的舒缩活动来影响微循环的血流量，满足肌体的能量需求，维持肌体的运行和平衡。

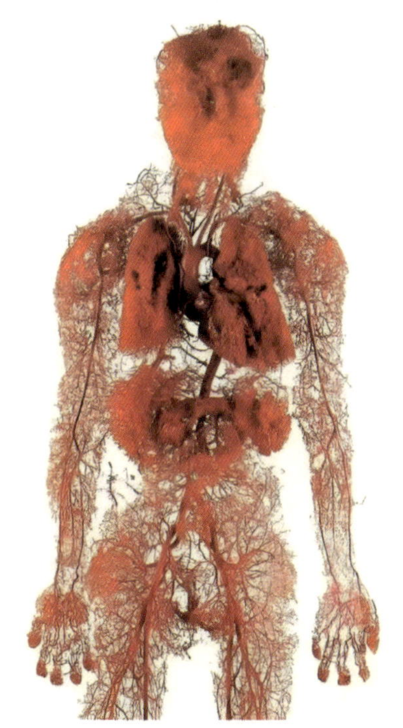

人体微循环

在日常生活中，我们每天都在呼吸，每天都要吃饭、喝水，每天都要排泄身体垃圾。呼吸吸收的是氧气，吃饭、喝水吸收的是能量物质。通过微循环网络以渗透、扩散、吞噬的方式将所有的氧气、营养物质都运送供应到细胞组织，各类细胞再为自己所在筋骨、肌肉、脏器的正常运行发挥作用。同时，又通过微循环把细胞组织中的废物排出体外。微循环以此维系生命的运转。细胞组织一旦衰落死亡，也就象征着生命走向终结。

因此，微循环也被称作生命的源泉。

2. 微循环的生理机制

从专业角度来讲，微循环的组成结构包括七个部分：微动脉、后微动脉、毛细血管前括约肌、真毛细血管、通血毛细血管、动静脉吻合支，以及微静脉。

简单来说，微循环系统就是人们身体的毛细血管网络，毛细血管遍布全身体表、脏腑、神经周边，以及各部位组织。

人体心脏泵送出来的血液首先通过主动脉流出，然后进入二级血管，再继续进入更小的再次级血管网络，最后在毛细血管网络中将携带的氧气、能量物质、组织液等充分地供应给细胞，同时又将细胞产生的二氧化碳（CO_2）等垃圾废弃物吸收，通过毛细血管→次级静脉→主静脉，最后通过脏腑的机能排出体外。

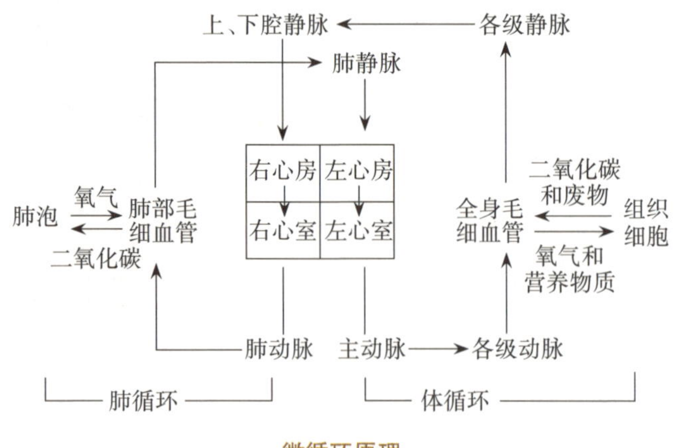

微循环原理

3. 微循环的运行特点

微循环处于人体血液循环网络系统的最末端，连接着人体细胞的“千家万户”。其主要运行特点可归纳如下：

(1)分布广泛，其小无内

毛细血管需要把氧气和营养物质供应到身体的所有细胞，让它们能够有足够的能量运行或运作，使得身体各个系统、各个器官发挥正常生理功能。因此，毛细血管的分布从皮毛到肌肉再到脏器，遍及全身所有部位(除软骨、角膜、毛发上皮、牙釉质外)。这就好比农业的灌溉系统，由干渠、支渠、斗渠、农渠、毛渠等组成，各个毛渠是水利的末梢，保证灌溉用水能流淌到每一块农田，以及每一块农田的每一株庄稼，供其生长。毛细血管还好比一座城市大街小巷的路网，川流不息的车流和

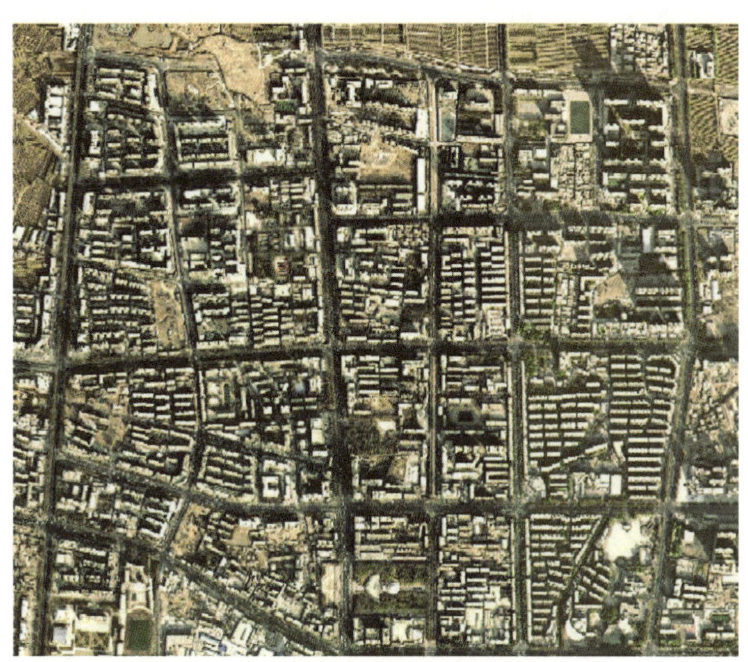

路网〔审图号：GS(2024)0568号〕

人流通过这些大大小小的路网前往自己想去的地方，这些路网中的各个林荫小道、社区支路、小区道路、楼前小道以及居住巷道，好比身体的毛细血管，而各个楼栋、商店、住所就是身体的脏腑器官、组织等，只有这些路网才能把它们联结成一个有生命力的社会组织，如果某一条路断了，这个部位将陷于瘫痪。

(2)管道很细很长

人体的血管全长约10万千米，如果全部首尾相连，可以绕地球赤道两圈半，其中占绝大多数的是毛细血管。

通过显微镜可以观察到，毛细血管非常细小，肉眼都无法看见，一般直径在5～10 μm，相当于头发丝的1/10左右。在如此细小的血管中通常仅能允许单个红细胞通行，如果并肩行走的话，就会像节假日或每天的高峰期城市交通要发生拥堵。

这个特点会导致很多心血管方面的健康风险。随着人们年龄增长，血液中存在的各种垃圾如果清理不及时就会沉淀，比如脂类物质就会游离于血液中，当流动到比较细小的血管时，就很容易依附在血管壁上形成斑块，造成堵塞。斑块聚集多时就形成了血栓，血栓形成后，血管就堵得更严重，血管壁也就变得不再柔软有弹性，这样血管壁的侧压力随之增大，如果血栓因为剧烈运动、气候变化、情绪异常，以及其他原因造成血液流速加快，使其脱落，那么这种较大的血栓一旦进入毛细血管，很大概率就会造成局部毛细血管的完全堵塞，甚者造成血管破裂。如果发生在脑部，就会出现中风，造成偏瘫或意识障碍。

因此，改善微循环，特别是毛细血管的循环环境，就能够大大提高人们的生命质量、生活质量，能够延年益寿，身体无恙。

(3)细胞“吐故纳新”之场所

毫无疑问,毛细血管是细胞、器官与外界营养、信息交换的唯一场所,在这里身体循环往复地进行着吐故和纳新。

人们的身体要始终处于良好的健康状态,就需要通过微循环进行物质交换。一方面,身体通过毛细血管把氧气和营养物质输送到全身所有器官的细胞,以营养脏腑和肌肉、骨骼等;另一方面,细胞内代谢分解的“垃圾”通过毛细血管(静脉)把它们带走,再通过脏器和皮肤把这些“垃圾”排出体外,以减轻脏器的工作压力,保持肌体的活力。当然,如果身体营养过剩,毛细血管输送的营养物质过多,多余的营养物质就会变成“垃圾”,或加重脏器的代谢负担,身体进入亚健康状态或病态;如果身体营养物质不足,毛细血管输送的营养物质过少,则会出现营养不良等情况。

(4)血液流速缓慢

毛细血管中的血液流速比较缓慢,大概每秒只能流动0.4 mm。这么缓慢的流速,在这么长的血管中,微循环就更容易产生瘀滞。

如果人体长时间处于静止状态,特别是长期卧床不起,身体受压部位很容易瘀青,甚至生疮腐烂。

对中老年人来讲,不宜有剧烈的肌肉收缩和力量冲击,如果可以适度地做些有氧运动,不仅不会加重身体脏器的负担,还会加强与外界的交流,可以很好地提高氧气的吸收率,这样对于微循环的畅通具有很好的作用。当然,对于年龄较大的群体,如果血管有斑块或血栓,就不能进行高强度的剧烈运动,随时会产生斑块脱落的风险。

(5)毛细血管的调节作用

毛细血管虽然很细微,但分布极其茂密,如原始森林一样。因此,这些细微血管网络可以大大分散主动脉中的血液，就好比大江大河的很多支流一样，可以大大缓解水流的流量，发挥其调节作用。人体血容量一般占体重的7%~8%，比如60 kg的人，体内血液总量为4200~4800 mL（这个比例在不同个体之间会因性别、年龄、体型等因素而略有差异）。毛细血管的总血容量占循环血量的5%~10%，是微循环物质交换的主要场所。

二、风寒湿对微循环的影响

1. 风寒湿:万病之源

中医从古代到现代,对风寒湿痹证都有着非常深刻的认知。

《黄帝内经·素问·热论》云:“夫热病者,皆伤寒之类也。”又云:“人之伤于寒也,则为病热。”张仲景也认为,伤寒是一切热病的总名称,即一切因为外感而引起的疾病,都可以叫作“伤寒”。为此,他根据临床实践经验收集大量民间验方,撰写了《伤寒杂病论》十六卷。《备急千金要方》载:“华佗曰:夫伤寒始得,一日在皮,当摩膏火炙之,即愈。若不解者,二日在肤,可依法针,服解肌散发汗,汗出即愈。若不解,至三日在肌,复一发汗,即愈。若不解者,止勿复发汗也。至四日在胸,宜服藜芦丸微吐之,则愈。若病困,藜芦丸不能吐者,服小豆瓜蒂散吐之,则愈也。视病尚未醒醒者,复一法针之。五日在腹,六日入胃,入胃乃可下也。若热毒在外,未入于胃而先下之者,其热乘虚入胃,即烂胃也。然热入胃,要须下去之,不可留于胃中也。胃若实热为病,三死一生,皆不愈。胃虚热入,烂胃也。其热微者赤斑出,此候五死一生,剧者黑斑出者,此候十死一生。但论人有强弱,病有难易,得效相倍也。”这说明,风寒湿邪气侵入人体,如果不及时诊治,会在几天内入皮进肌,深入脏腑,肆虐器官。

风寒湿邪气是许多疾病的源头,其对身体的危害不容忽视。因此,祛寒、除湿成为包括维吾尔医在内的中华医学共同的重要的医疗课题。同时,还延伸到利用自然疗法(如沙疗)达到祛病养生的目的。

风寒湿邪气是如何侵袭人体的?当风寒湿邪气在人体内游走时,又会给人们的身体带来哪些症状和疾病?我们不妨作一些分析。

(1)浅层寒湿

中医理论认为,风寒湿邪气通常通过人体的皮肤、毛孔等途径侵入体内。如果侵入不严重,寒湿邪气停留在人体的表皮,即为浅层寒湿,这时寒湿邪气就会影响皮肤和上呼吸道黏膜的正常代谢,导致皮肤和上呼吸道黏膜细胞功能紊乱,出现瘙痒、湿疹,以及打喷嚏、流清鼻涕和轻度咳嗽等症状。

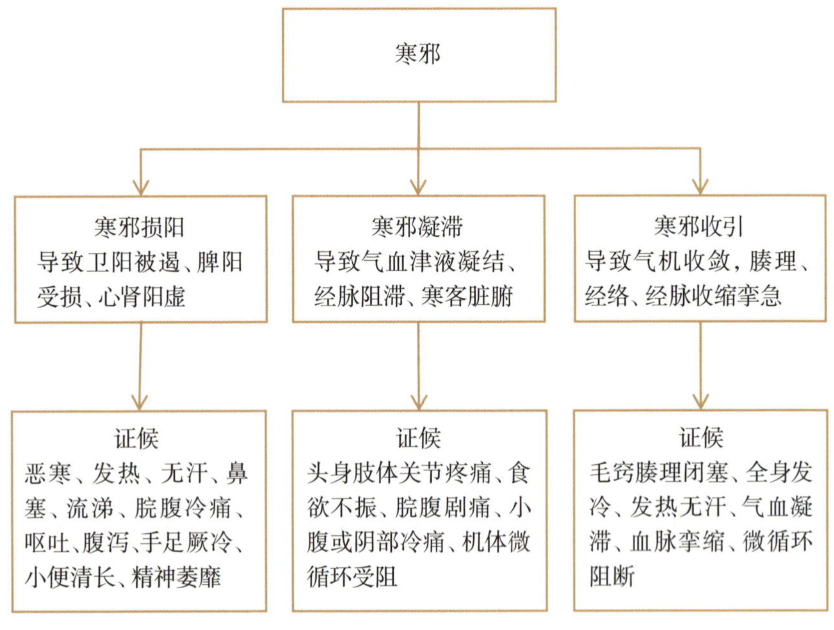

寒邪侵袭人体示意图

(2)中层寒湿

随着寒湿邪气进一步侵入人体,进入肌肉层,就形成了中层寒湿。此时,人体免疫力(抵抗力)由于寒湿邪气侵入而双方对抗,同时由于寒湿邪气在体内阻碍了气血的流通,使得肌肉得不到充足的氧气和营养供应,人体会出现肌肉酸困、乏力、腰腿不适等症状。双方对抗激烈时身体就会出现发热等症状。

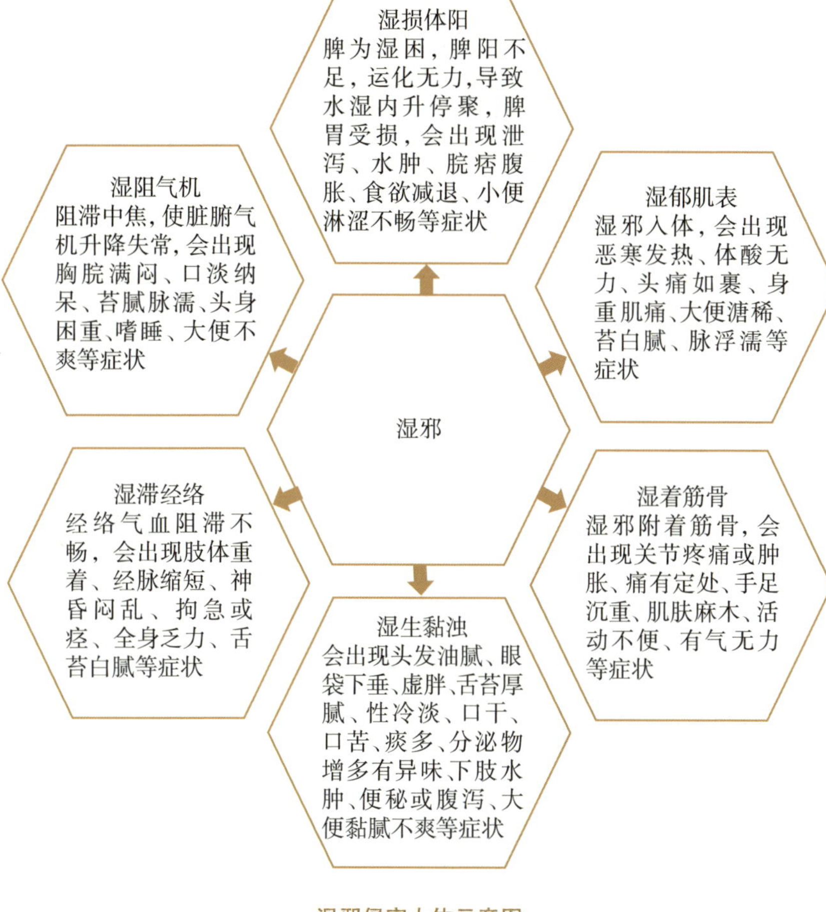

湿邪侵害人体示意图

(3)深层寒湿

当人体抵抗力减弱，寒湿邪气力度不减，继续侵犯人体骨骼时，就形成了深层寒湿。此时由于寒湿邪气在体内肆虐横行，继续阻断骨骼关节气血通道，身体就会出现肩颈腰痛、风湿关节疼痛和僵硬等症状。此时，寒湿邪气在身体内开始“扎根”了。

此外，由于不良的饮食和生活习惯（如暴饮暴食、经常熬夜等）会增加脾胃负担，进而加重体内湿邪并引发各种症状。

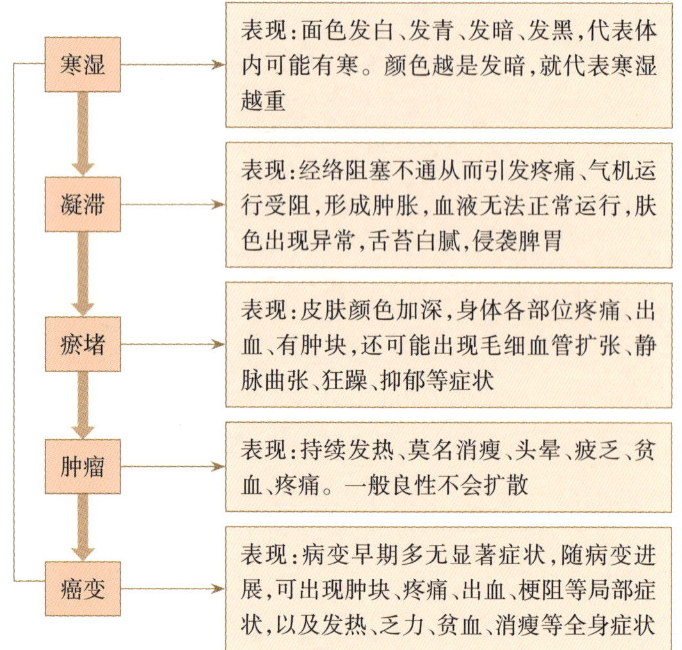

寒湿邪气量变到质变的过程

2. 微循环障碍

在岭南中医风湿专科学科建设与发展第三届会议上，广东省中医院风湿科主任黄清春教授指出，中国风湿病患者达2.5亿左右，其中8000多万人因此致残，他们的余生只能靠乘坐轮椅或依靠拐杖度日。

广东省中医院风湿专科有大学城医院、珠海医院两个病区，数据显示，2019年的门诊量达到96000余人次，其中，非本市患者收治比例达60%，疑难危重患者比例达93.21%。

寒湿邪气是风湿病的“元凶”，因为它直接造成微循环障碍。

微循环的组成因器官而异。典型的微循环一般由微动脉、后微动脉、毛细血管前括约肌、真毛细血管、通血毛细血管、动静脉吻合支和微静脉等七个部分组成，微循环的血液可通过迂回通路（营养通路）、直捷通路、动静脉短路这三条途径由微动脉流向微静脉。

(1)微动脉

微动脉是毛细血管前阻力血管。在微循环中,起“总闸门”的作用,其管径决定了微循环的血流量。微动脉平滑肌主要受交感缩血管神经和体内缩血管活性物质(如儿茶酚胺、血管紧张素、加压素)等的影响。当交感神经兴奋以及缩血管活性物质在血液中浓度增加时,微动脉收缩,毛细血管前阻力增大,一方面可以提高动脉血压,另一方面可减少微循环的血流量。

(2)后微动脉和毛细血管前括约肌

后微动脉和毛细血管前括约肌属于毛细血管前阻力血管。在微循环中,它们起着“分闸门”的作用,它们的开闭直接影响到真毛细血管的血流量。而该处的血流量对物质交换最为重要。后微动脉和毛细血管前括约肌很少或不受交感缩血管神经的支配,主要受体液因素的调节,它们的舒缩活动取决于儿茶酚胺等缩血管物质与舒血管物质的综合作用。当局部组织代谢增强或血液供给不足时,血氧分压(PO_2)降低、局部代谢产物堆积二氧化碳(CO_2)、氢离子(H^+)、腺苷等和组胺增多时,使后微动脉和毛细血管前括约肌舒张,真毛细血管开放,血流量增加,代谢产物被运走,氧气(O_2)的供应改善,血氧分压(PO_2)恢复。此时后微动脉和毛细血管前括约肌处在体液中缩血管物质的影响下产生收缩,真毛细血管血流量减少,又造成上述的局部代谢产物的堆积,使后微动脉和毛细血管前括约肌舒张,血流量又增加,如此反复,在缩血管物质和局部舒血管物质的交替作用下,毛细血管前括约肌发生节律性舒缩,使真毛细血管网交替开放或关闭,从而实现微循环对血流量及血流分配的自身调节。当某一器官的活动增强,代谢旺盛,代谢产物增多,该器官的血流量增加,其原因就是局部代谢产物发挥的舒张血管效应。

(3)真毛细血管、通血毛细血管和动静脉吻合支

真毛细血管是血管内血液和血管外组织液进行物质交换的交换血管,又称营养通路。其运行原理为血流从微动脉经后微动脉,再通过前毛细血管括约肌进入真毛细血管网,最后汇流到微静脉。其分布交织成网,迂回曲折,穿行于细胞之间,血流较慢。其血管壁很薄,通透性很高,便于物质交换。通血毛细血管又称直捷通路,血液从微动脉经后微动脉、通血毛细血管流至微静脉。此血管较直,流速较快,血管壁较厚,承压较大,因此常处于开放状态,该血管不进行物质交换,而是使一部分血液通过微循环快速返回心脏。动静脉吻合支是连接微动脉与微静脉之间的通路,处于动静脉短路,血液以微动脉经动静脉吻合支,流入微静脉,主要分布于指、趾、唇和鼻等处的皮肤器官内。该血管管壁较厚,血流速度快,无物质交换功能,又称非营养通路,主要参与体温调节,常处于关闭状态,有助于保存体内热量。当环境温度升高时,动静脉吻合支开放,使皮肤血流增加,有利于散热。

(4)微静脉

微静脉属于毛细血管后阻力血管。在微循环中,起“后闸门”的作用。其管径的变化在一定程度上控制着静脉回心血量。微静脉收缩,毛细血管后阻力增大,一方面造成微循环血液瘀积,另一方面使静脉回心血量减少。微静脉平滑肌也受交感缩血管神经和体液中血管活性物质的影响。交感缩血管神经兴奋,微静脉收缩但不如微动脉明显。微静脉对儿茶酚胺的敏感性也较微动脉低,但对缺氧(O_2)与酸性代谢产物的耐受性比微动脉大。如果某些原因引起全身微循环真毛细血管大量开放,循环血量将大量滞留在微循环内,导致静脉回心血量和心排血量减少,动脉血压即可下降。因此,微循环血流量直接与整体的循环血量密切相关。它除了要保证局部器官组织的血流量,实现物质交换,而且要顾及

全身的循环血量，使局部血流量与循环血量相统一。

微循环瘀堵造成微循环功能障碍，并发生病变。其产生的后果有三个方面：

一是风寒湿邪气导致微循环障碍。毛细血管局部堵塞后，氧气和营养物质无法输送到末端细胞，造成身体局部组织“断水”“断粮”“断气”，由于缺乏物质交换，细胞正常活动所需的营养物质供给不上，同时，细胞组织内原有代谢的垃圾不能及时运走，肌体就会发生病变。

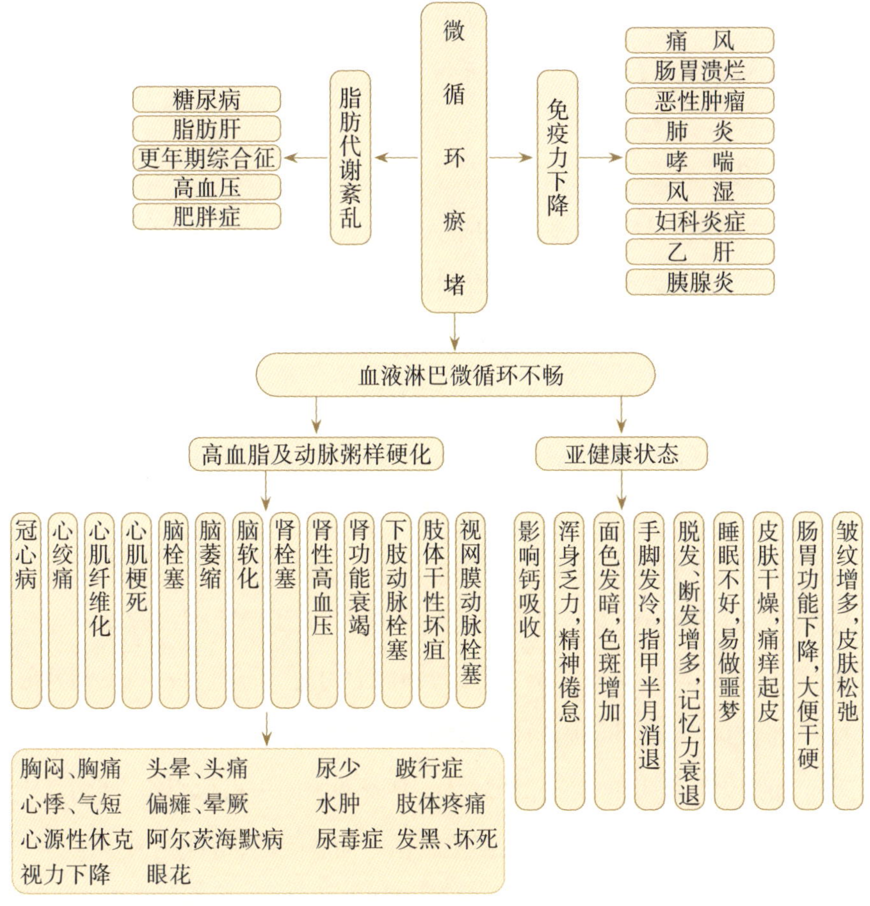

血液微循环障碍示意图

二是微循环障碍导致免疫力下降。当风寒湿邪气侵入身体内,肌体的免疫力与风寒湿邪气会产生激烈的“对抗”,谁胜谁负要看双方力量的对比。如果此时属于浅层寒湿,对于身体健康的人来讲肌体自身的免疫力一般是可以战胜寒湿邪气的;如果此时属于中层寒湿,通过物理或药物干预,肌体自身的免疫力通常也能够战胜寒湿邪气;如果此时属于深层寒湿,病情就会加重,免疫力严重下降,此时就要进行系统治疗。

三是微循环障碍导致身体代谢紊乱和病变。轻者,出现身体代谢紊乱,血脂、血压、血糖升高,身体处于亚健康状态;重者,出现身体关节系统、心血管系统、胃肠系统、呼吸系统、内分泌系统等的严重紊乱和病变。

3. 风寒湿痹的产生

风寒湿病邪侵入人体后,如果人体阳气不足,体质虚弱,腠理空疏,营卫不固,为感邪致病创造了有利条件。《诸病源候论·风湿痹候》说:“由血气虚,则受风湿。”《济生方·痹》也讲“皆因体虚,腠理空疏,受风寒湿气而成痹也。”在这种情况下风寒湿病邪就会留注肌肉、筋骨、关节,造成经络壅塞,微循环发生瘀堵,气血运行不畅,肢体筋脉拘急,瘀堵部位细胞组织失养,导致机体产生痹证。

风寒湿病邪侵入人体并非单行独犯,而是相互为虐,共同作乱。《黄帝内经·素问·痹论》说:“风寒湿三气杂至,合而为痹也。”风邪是开路先锋,首先进发腠理,具有穿透之力,寒邪借力内犯,乘虚占位,风又借寒凝之积,推波助澜,使邪固附病位,湿邪借风邪奔泻之力、寒邪收引之功,而深入到肌肉筋骨,风寒又借湿邪之性,黏着并胶固于机体组织,使病灶生根、坐大成势。此时,机体病灶部位微循环彻底阻断,痹证扎根蔓延。

由于人体所处环境不同,个体体质特性不同,其免疫功能和阳气充盈程度也各不相同。风寒湿病邪入侵机体后,其痹证也有不同的表现:

(1)风痹

风痹即风邪甚者，又称行痹，病邪在全身到处流窜，寻找立足扎根的机体薄弱点，其肌肉酸痛并游走不定，机体免疫力与风邪展开对抗。患者可能会有发热、舌苔发白、脉浮等证候。

(2)寒痹

寒痹即寒邪甚者，又称痹痛，病邪肃杀阳气，导致微循环凝滞或瘀堵，病变疼痛出现在固定部位，有时也游走。一般在寒冷状况下疼痛会

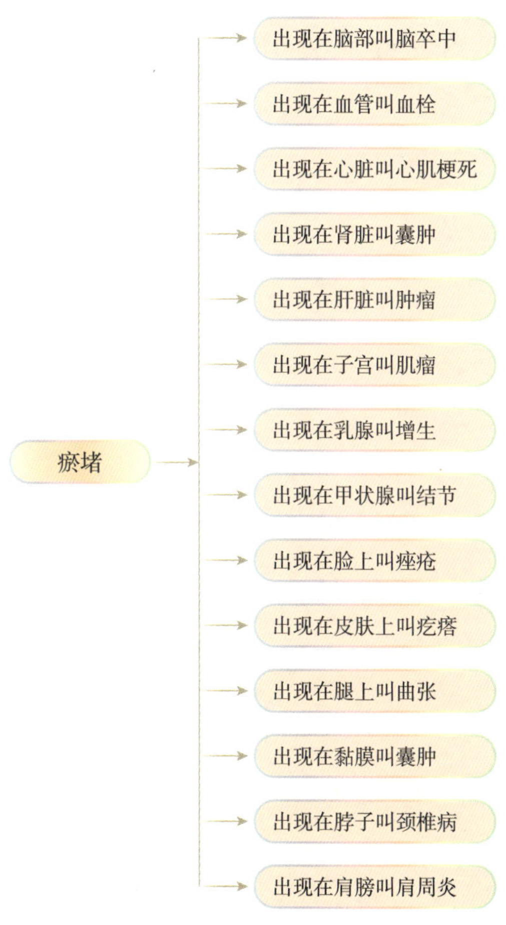

风寒湿痹导致的微循环瘀堵

比较严重，在温暖环境中疼痛有所缓解。此时，患者会有关节屈伸困难、舌苔薄白、脉弦紧等证候。

(3)湿痹

湿痹即湿邪甚者，又称着痹，病邪在机体某部位病变阻断微循环，黏着渗透，凝固瘀结，深入骨髓，痛有定处。患者出现关节酸痛、肿胀，甚至畸形，以及肌肉麻木等证候。

(4)热痹

热痹即寒极生热，病邪会使微循环发生堵塞，造成体内发热，使患者出现关节疼痛、灼热、红肿、关节活动受限，以及口干烦闷等证候。

三、养生的五大目标

1. 把血液搞干净

血液不净也是万病之源。

血液是人体心脏和血管腔内循环流动的一种红色液体组织。血液由血浆和血细胞组成。血浆内含有血浆蛋白(白蛋白、球蛋白、纤维蛋白原)、脂蛋白等各种营养成分以及无机盐、氧、激素、酶、抗体和细胞代谢物等。血细胞主要包括红细胞、白细胞和血小板,红细胞参与氧气运输,白细胞参与免疫功能,血小板参与止血。此外,血液中含有遗传物质(染色体和基因)。

血液的pH值为7.35~7.45。1 L血浆中含有900~910 g的水,65~85 g的蛋白质和20 g的低分子物质,低分子物质中有多种电解质和有机化合物。血液中的红细胞平均寿命为120天,白细胞寿命为9~13天,血小板寿命为8~9天。一般情况下,每人每天都有40 mL的血细胞衰老死亡。与此同时,又有相应数量的细胞新生。每个人体内的血液量是根据个人的体重来决定的。正常成人的血液总量,男子占体重的8%左右,女子占体重的7.5%左右,血量多的也不会超过10%。

(1)血液的功能

血液的功能包括血浆功能和血细胞功能两部分,具体如下:

①运输功能:自肺吸收的氧气以及由消化道吸收的营养物质,都依靠血液运输才能到达全身各组织。同时,细胞代谢产生的二氧化碳(CO_2)与尿酸、肌酐等其他代谢废物也由血液运输到肺、肾、肠道及皮

肤等处排出体外，从而保证身体的正常代谢。血液的运输功能主要靠红细胞来完成。进入体内的药物也要通过血液运送到体内不同部位。

②防御功能：血液中的白细胞有吞噬细菌和异物的作用，血浆中的各种抗体有免疫作用，从而使机体能防御外界有害因素的入侵而保持身体的健康。

③血液调节媒介功能：激素分泌进入血液，依靠血液输送到相应的靶器官，使其发挥一定的生理作用。此外，如酶、维生素等物质也依靠血液传递才能发挥其对代谢的调节作用。

④内环境平衡功能：由于血液不断循环及其与各部分体液之间广泛沟通，故对体内水和电解质的平衡、酸碱度平衡起着重要的平衡作用。

⑤调节体温功能：血液的组成成分最多的是水分，约占90%，而水又有调节体温的作用，代谢过程中产生的热量能被水所吸收，使体温不至于过快升高。

(2)保护血管，清洁血管

血管好比江河航道，血液好比江河流水，血细胞好比大大小小的船只。要做到江水清澈、航道畅通，就必须保护航道、防止泥沙淤积堵塞。血液不净有两大原因：

一是过食。日常生活中吃得过多、吃得过于油腻，身体代谢负担过重，营养过剩，就会造成血液中各种废物堆积并形成斑块，这种堆积造成的第一个阶段就是血液黏稠，机体为了让黏稠的血液保持足够的流动性，就必须增加它的动力，这就形成了高血压。机体提高血压仍然不能保证血液良好的流动性，就产生了下一阶段的结果，即血栓和堵塞。

二是体寒。当身体遇寒后，体温就会下降，寒湿邪气在体内组织凝滞，血液循环受阻，代谢功能下降。这样，一方面血液中多余的营养物质无法充分吸收，产生废物，血液变得不净；另一方面，寒湿邪气导致微循环障碍，局部组织发生瘀堵，进而形成囊肿，最终产生病变。

因此，保护血管，清洁血液是我们养生极其重要的环节。

第一，定期检查血液和血管状况。查看血液的各项指标是否在正常区间，查看血管是否有斑块、血栓，查看血压是否在正常范围。如果异常，就要采取相应的保健或治疗措施，即使正常，也要注意日常的养护，如健康饮食、适度运动、规律作息等。防患于未然是最好的防护。

第二，建立“代谢平衡”。那种大鱼大肉，高盐、高油、高糖的油腻食物会超出代谢负荷，这类食物吃多了，会加重脏器的负担，营养过剩的物质在血液中堆积，便成了“垃圾”，表现为高血脂、高血糖、高尿酸、高血压等。此时，血管的“航道”开始发生瘀堵，病变随之产生。因此，建立一种“代谢平衡”对血管养护至关重要。另外，现代社会的一些食品及食品原料，由于大量使用添加剂、大量使用化肥农药和叶面催熟、催大、催肥等化学物质，给身体带来了许多隐患，如小孩早熟、免疫力低下、发育“拔苗助长”等。

第三，人体需保持饥饿感。“若要百病不生，常带饥饿三分”。意思是说，病是吃出来的，人不能吃得太饱，人吃得太饱就会得病。过度进食会导致营养过剩，人体摄入过量的糖、甘油三酯和胆固醇等成分，容易引发代谢综合征，如肥胖、高血脂、高血糖等疾病。相反，如果保持一定程度的饥饿感，身体会动用储存的脂肪来提供能量，人体多余的脂肪就会燃烧，降低血液中脂质成分，使血液状态相对“清洁”，血管就会保持原有的弹性。这时血液中的白细胞就异常活跃，这位“清洁工”此时就会吞噬各种病原体、代谢废物、过敏原和癌细胞等异物，从而提高人体免疫力。其实,人类的祖先在食物资源匮乏的环境下生存,身体形成了适应饥饿的机制。人体存在多种激素来应对饥饿状态,如肾上腺素、生长激素、甲状腺激素、皮质醇、胰高血糖素等,这些激素能够提升血糖值,维持身体在饥饿状态下的基本能量需求,以抗饥饿。因此,我们常说进食要控制,不能搞"填鸭式"。对于肥胖的人,可以通过热沙的温热刺激,加快身体的代谢,消耗一定的能量,对改善身体的血液循环、燃脂减重有一定的帮助。

第四,坚持适度运动。生命在于运动。老一辈人有体力劳动,而且是粗茶淡饭;现代人侧重脑力劳动,如果不坚持运动,机体器官机能势必要退化,甚至产生病变,这对血管养护是十分不利的。因此,要选择适合自己的运动方式,如快走、打球、跑步、游泳、打太极拳等。通过运动排汗,清洁血液,护理血管。

第五,养成良好的工作生活习惯。养护血管除了限"三高",即高盐、高油、高糖外,养成良好的工作生活习惯也很重要,努力做到戒烟限酒、不暴饮暴食、不经常熬夜,"管住嘴、迈开腿、常喝水",工作上张弛有度、劳逸结合。

2. 把呼吸系统搞干净

肺是人体的重要器官,不仅承担着身体氧气的供应,还参与人体血液的"双循环",即血液的体循环和肺循环,也就是说血液从右心室射出经肺动脉流到肺毛细血管,在此与肺泡进行气体交换,吸收氧气并排出二氧化碳(CO_2),静脉血变为动脉血,然后经肺静脉流回左心房,完成肺循环。因此,保护好呼吸系统至关重要。

第一,戒烟。香烟中含有大量焦油、尼古丁等成分,容易对支气管黏膜、肺泡等造成损害,所以吸烟的人可通过戒烟来保护呼吸器官。不吸烟的人群要尽量避免吸入二手烟,以保护呼吸道器官健康。

第二,防止慢性呼吸道疾病的发生。人不是生活在真空中,日常感冒在所难免。感冒并不可怕,需防范和及时诊治就没有什么大问题,可怕的是把感冒不当回事、不及时治疗,或者治疗不彻底,时间久了转为慢性支气管炎,重的转为肺炎或哮喘,让病“扎根”就不好彻底康复了。不断地咳嗽会消耗人的精气神,会“吃掉”人体的免疫力,一旦肺器官和支气管发生器质性病变,将对身体产生极大影响。

第三,避免外部因素影响呼吸系统。空气中的各类灰尘、工业粉尘、各种异味、装修产生的甲醛、雾霾、飞沫中的病菌等都会进入呼吸道,可能沉积于肺部或对支气管形成刺激,对此,要采取防护措施,如戴口罩等,最大程度减少对呼吸器官的伤害。

第四,养成良好的生活习惯。平时注意进行适当的有氧运动,如慢跑、游泳、打太极拳等,增强肺活量,提高自身免疫力,减少呼吸道疾病的发生,保护呼吸器官。

3. 把胃肠道系统搞干净

中医理论认为:“脾胃乃后天之本,气血生化之源。”脾胃负责将摄入的食物转化为气血,供给全身各组织、各器官使用。它是人体的“粮草官”。“兵马未动,粮草先行”。脾胃的功能旺盛,运化水谷、化生气血津液的能力就越强,就能为脏腑、经络、四肢以及肌肉骨骼等提供足够的养分。脾胃虚弱则会导致心脏供血不足,引发心脏病;影响肝脏功能,导致脂肪肝;影响肺部功能,容易感冒;影响肾脏功能,导致肾虚。

肠道是人体重要的消化器官。肠指的是从胃幽门至肛门的消化管,包括小肠、大肠和直肠三大段。大量的消化作用和几乎全部消化产物的吸收都是在小肠内进行。大肠主要浓缩废物残渣,形成粪便,再通过直肠经肛门排出体外。肠道除了吸收营养物质外,还有强大的排毒和免疫功能。常言道:“病从口入。”许多病菌随食物入口后,最终进入肠道,由于肠内有益菌群的抵抗,这些病菌就随粪便排出体外,不会使人生病。人体85%以上的毒素是从肠道排出的。人体80%的免疫结构在肠道周围。内毒素的堆积是机体免疫力的“杀手”。

这些年,由于生活环境、工作环境的变化,特别是生活方式和工作方式的改变(如久吹空调、久坐久卧、熬夜、吃生冷硬食品等),有寒湿证的人群在增加,脾胃虚弱的人群在增加,肠道有问题的人群也在增加。一些人脾虚胃寒,一些人长期便秘,一些人胃肠易生息肉,一些人大便溏稀,胃癌、肠癌的发病率在上升。因此,保护胃肠道系统的健康尤为重要。

其一,祛寒除湿。寒湿会损伤脾胃功能,如果饮食不节制,过度摄入寒凉生冷的食物或身体腹部受凉,容易导致寒气内聚体内,造成脾胃运化功能受损。同时,寒湿邪气在体内持续存在,容易耗伤机体阳气,阳虚后无力温煦以及运化水液,而使寒湿邪气进一步聚集加重,身体出现腹部冷痛、食欲不振、身体浮肿、手脚冰凉、面色萎黄、便秘等症状。如果肠内寒湿邪气重,就会出现腹泻等现象。因此祛寒除湿对胃肠系统保健具有“釜底抽薪”的作用。

其二,健康饮食。通过适当改变饮食习惯来调理和养护胃肠功能,避免生冷硬和过于油腻食物,避免暴食暴饮,少吃刺激性食物,少吃难消化食物,少喝冰冷和功能性饮料,荤素搭配,规律饮食,多食水果蔬菜,多吃养胃的食物,形成健康饮食。

其三,适当运动。坚持规律性运动,可以促进胃肠道蠕动,帮助消化食物,减轻胃肠负担,进而保养胃肠。每天早晚自行揉腹也是一种很好的保健运动,它可以让胃肠道组织的微循环通畅,胃肠功能恢复并加强。

其四,规律作息。长期熬夜往往会造成神经系统功能紊乱,久而久之容易出现胃肠问题,肠胃不好的人群应保证作息规律,早睡早起,午间休息,以消除疲劳、提高免疫力,养胃护肠。

4. 把体内寒湿邪气搞干净

在日常生活中,寒湿邪气无处不在,无孔不入,保护机体免遭寒湿邪气侵袭是养生的"第一道关口",一定要把身体表皮毛孔的每一处"大门"守好。"病是我们自己'作'出来的"。比如热身吹空调、大汗喝冷饮、对着穿堂风睡觉、运动之后马上冲凉水澡、寒冷季节不注意保暖、潮湿环境不注意防护,等等,都会造成寒湿入侵。久而久之,浅层寒湿转化为中层寒湿,中层寒湿转化为深层寒湿,给身体带来一系列麻烦。

防寒避湿是人们日常养生活动中要注意的事情。祛寒除湿更是人们保健生活中刻不容缓要做的事情。祛寒除湿有多种治疗办法,沙疗便是其中之一,我们将在后文叙述。

5. 把心情搞干净

天有不测风云,月有阴晴圆缺,人有悲欢离合。人的心情影响情绪,人的情绪又会影响健康。《黄帝内经·素问·天元纪大论》讲:"天有五行御五位,以生寒暑燥湿风。人有五脏化五气,以生喜怒思忧恐。"《黄帝内经·素问·阴阳应象大论》云:"肝在志为怒,心在志为喜,脾在志为思,肺在志为忧,肾在志为恐。"《黄帝内经·灵枢·口问》云:"悲哀愁忧则心动,心动则五脏六腑皆摇。"这说明人的情绪与人体脏器有密切关系。

现代医学心理学的研究更说明了人的七种情志变化直接影响着身

体健康，机体的情志活动以五脏精气血为物质基础，五脏所蕴藏的精气各不相同，其所造化的情志也不尽相同。而不同的情志变化伤及的脏腑也不同，表现如下：

(1)怒伤肝

当人体生怒时，怒的情志变化会迅速引起肝气上逆，损伤肝脏，甚至血液运行也随气机逆转改变，共同作用于头部。出现面红目赤、头晕、头痛等症状。若生闷气，可能造成肝郁气滞；若暴怒，可能导致肝火上炎，肝阳上亢，从而造成昏厥等。

(2)喜伤心

当人体感到喜悦时，能缓和紧张情绪，使气血运行舒缓，但若是大喜或狂喜，则会导致心脏气机涣散不收，出现心神不宁、失神狂乱等症状。清代小说《儒林外史》中的《范进中举》讲的就是范进因中举而狂喜昏厥的故事。

(3)思伤脾

当人体思虑过度时，可能会使心神凝重，易导致气机滞留于机体不能及时消散。还会损伤脾脏，导致脾气郁结，影响脾脏正常运行，出现食欲不振、腹部疼痛等。

(4)悲伤肺

当人体感到悲伤时，容易引起气机不畅，导致肺气损耗，出现气短息微、乏力懒言等症状。

(5)恐伤肾

当人体感到恐惧时，可使身体气机向下运行，过度恐惧容易损伤肾脏、耗费肾气，使肾气不能固敛，出现大小便失禁、遗精等症状。

以上描述的是人的情志对身体脏器的影响，不仅如此，长期心情不好还会对身体带来更为复杂的影响,比如,行为认知障碍、胃肠道功能障碍、精神心理障碍、睡眠障碍、免疫功能障碍、内分泌障碍、社交和人际关系障碍,甚至会引起恶性病变。

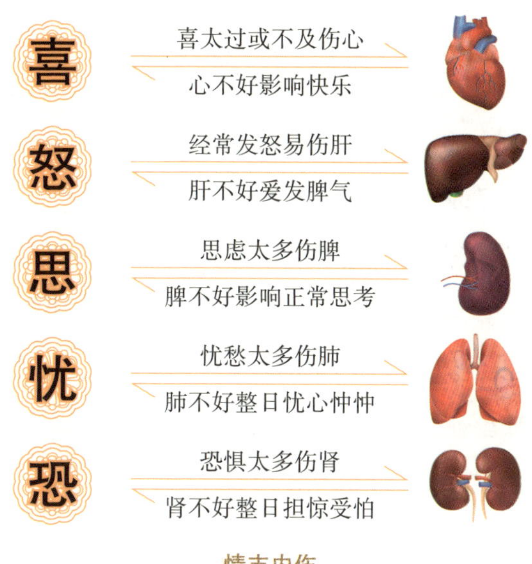

情志内伤

因此,调节好心情、管理好情绪对人的身体健康十分重要,应当做到以下几点:

一是看得开、放得下。据说,一位医学专家心脏病发作,在经历濒死的绝境后,他认真反思自己的人生,然后得出两条生活守则:守则一,别为芝麻小事耗力气;守则二,所有事情都是芝麻小事。面对喜怒哀乐和人生得失,要看得开、放得下,同人的生命和健康相比,其他一切都是小事。让情绪干扰健康,那是庸人自扰。

二是多读书。书籍是情绪的舒缓剂。通过读书,让自己的心志走进历史长河、徜徉大千世界,就可以把不良情绪转移出去,和那些历史人物相比,自己的这些琐事真是不值一提,不经意间,自身的格局突然变大了,干扰情绪的事情突然变小了。

三是走进大自然。当你彷徨忧虑的时候，离开自己的房间，离开不愉快的环境，走向大自然，心情就会豁然开朗，与大自然相比，自己就会感到渺小，身边的那些琐事更不值一提，清新的空气、醒脑的微风让你身心愉悦，焕然一新。

四是开始运动。运动可以转移心志，运动可以赶走不愉快的情绪，运动可以带来让人愉快的心情、产生奋发向上的力量和战胜困难的决心。希望心情不好的朋友，尽快投入运动和锻炼。

五是多让身体释放四种快乐激素。神经科学研究表明，通过有目的的训练（如冥想、运动）可以增强大脑奖赏回路的功能，促进多巴胺、血清素等神经递质的平衡释放，从而提升快乐体验。多巴胺被称为“快乐的媒介”，与成就感、奖励感和幸福感有关，还负责产生爱和性欲等。血清素也被称为“快乐素”，是一种与情绪、睡眠、焦虑和情绪调节有关的神经递质，它能影响记忆力、提高学习效率并有利于放松身心。内啡肽是天然“止痛药”，除了有助于缓解头痛，它还能减轻压力和改善情绪。催产素被称为“爱的激素”，它在形成社会纽带和建立亲情关系方面发挥着重要作用，还能降低焦虑和压力水平。具有快乐、愉悦和幸福感的四种激素对人的心情和情绪十分重要，这四种快乐激素是人们在社交、为他人服务、体育锻炼、旅游、开展文化娱乐活动过程中产生的，我们应该把这些活动变成生活习惯。

第三章 吐鲁番的沙疗资源

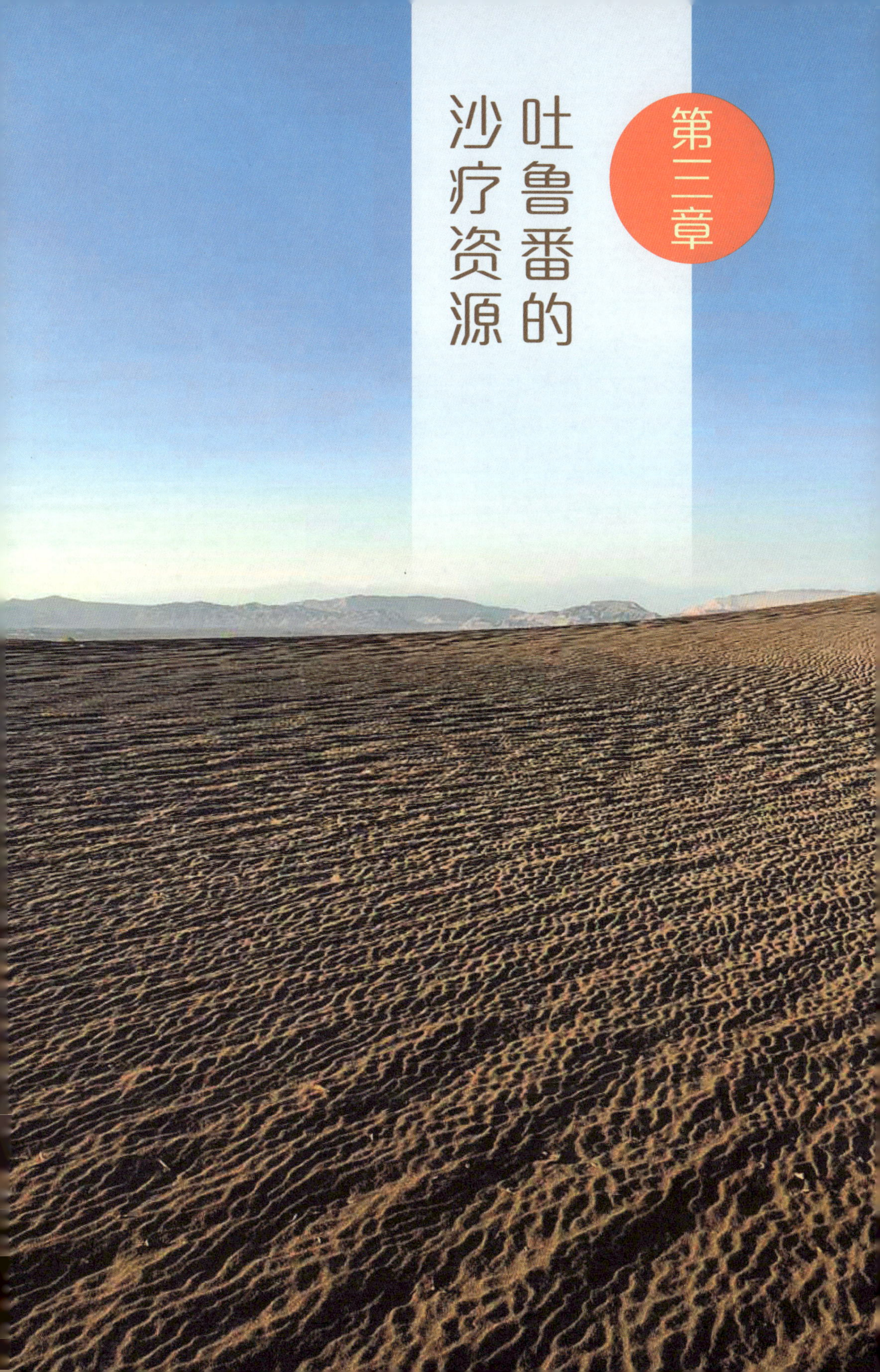

吐鲁番是一个非常神奇的地方。

这里的降水“极少”、气候“极干”、温度“极热”、海拔“极低”,以及优质的沙资源,自古以来,成就了一种养生祛病的天然疗法——沙疗。

这是大自然的恩赐!

一、热资源状况

1. 吐鲁番的地形地貌

吐鲁番市是东天山南部的一个东西横置的形如橄榄状的山间盆地，位于新疆维吾尔自治区中部，在北纬41°12′～43°40′，东经87°16′～91°55′，距离首府乌鲁木齐市183 km。2015年4月，国务院批准吐鲁番撤地设市。全市现下辖1区2县：高昌区、鄯善县、托克逊县。吐鲁番市东与哈密市连接，西、南与巴音郭楞蒙古自治州的和静县、和硕县、尉犁县、若羌县毗邻，北隔天山与乌鲁木齐市及昌吉回族自治州的吉木萨尔县、奇台县、木垒哈萨克自治县相连。东西长约300 km，南北宽约240 km，总面积为69713 km^2。吐鲁番盆地经历了地质年代的侏罗纪、白垩纪、第三纪、第四纪，是一个深度凹陷的古老盆地，特别是在距今3000多万年前的喜马拉雅造山运动期间，盆地北缘的博格达山急剧隆起（海拔5445 m），而盆地西南缘的库鲁克塔格山上升幅度较小，两山之间断裂陷落，最终形成了北高南低、西宽东窄的不对称盆地。盆地中部有火焰山和博尔托乌拉山余脉横穿境内，把该地区分成南北两半。火焰山东西长约98 km，最宽处约9.6 km，海拔831.7 m，是寸草不生的荒山，山体颜色以橘红、棕红色砂岩和泥岩为主，表面褶皱起伏，好比燃烧的火焰，故称火焰山。

盆地底部有艾丁湖水面，海拔-155 m，是我国最低的盆地，在世界上也仅次于低于海平面391 m的约旦死海，为世界第二低地。鸟瞰吐鲁番盆地，它以艾丁湖为中心，呈环状分布的地形，由三个环带组成。

盆地最外一环由高山雪岭组成；盆地中环是长期以来山岭风化剥蚀，由流水搬运下来的戈壁砾石带；盆地第三环带是绿洲平原带。盆地森林覆盖率为3.31%，绿洲覆盖率为18.52%。辖区有交河故城、高昌故城、火焰山、葡萄沟、吐峪沟、博孜克里克千佛洞遗址、洋海古墓群、库木塔格沙漠、郡王府等名胜古迹和景区景点。

2. 吐鲁番的光热资源

吐鲁番属于典型的大陆性暖温带荒漠气候，日照充足，光热资源丰富但又极端干燥，降雨稀少且大风频繁，故有“火洲”“风库”“光谷”之称。这里全年日照时数为3000～3200小时，比中国东部同纬度地区多1000多小时；这里太阳年辐射量139.5～150.4 kcal/cm^2，比同纬度的华北、东北地区多15～20 kcal/cm^2，仅次于青藏高原。

吐鲁番市特殊的地形地貌，使得其有8.1%的土地面积低于海平面，约为4050 km^2，其中低于海平面100 m的土地面积为2085 km^2，占总面积4.1%。艾丁湖与天山博格达主峰的相对高差为5600 m，两者之间的距离为116 km。

吐鲁番盆地夏季炎热有四个原因：

一是盆地四面环山，冬季西伯利亚寒流被博格达山完全阻隔。

二是这里极度干旱干燥，很少形成降水云层，因而长年艳阳高照，天上没有云彩遮挡强烈的阳光照射，地面没有水分蒸发消耗热量。

三是盆地底部的绿洲低于海平面，海拔越低则气温越高，平均每低于100 m温度就上升1℃。

四是由于盆地的“凹”形原理，白天阳光照射的热量不易向外散发，容易形成高温聚集。

此地夏季长、冬季短，夏季炎热，属于干热，每年4月下旬就进入夏季，一直持续到9月下旬，夏季约150天，冬季约90天，春季较短，常常很快进入高温天气，秋季相对稳定。年平均气温为13.9℃，每年6～8月的平均气温高于38℃，冬季气温一般在-13℃左右。火焰山是中国最热的地方，夏季高温可达48℃，火焰山山体的阳坡地表最高温度达82.3℃。吐鲁番一年内气温高于40℃的天数为50天左右，高于35℃的天数为100天以上。

吐鲁番盆地干旱少雨，年平均降水量仅有16.4 mm，而蒸发量则高达3446 mm。蒸发量的变化特点为：由北向南逐渐增大，且全年以春末和夏季蒸发量最为旺盛，4～8月蒸发量占全年的75%以上。全年大于等于10℃以上有效积温在5300℃以上，无霜期224天，年内多于200天是晴天，55天左右多云，100天左右时阴时晴。6～7月的降水量约为3.3 mm。

吐鲁番有“三绝”，即高温、大风、低地。吐鲁番不仅热资源丰富，而且其风资源也十分丰富，被誉为“陆地风库”。据监测，小草湖三十里风区365天中有300天都在刮风，最大风力达15级。2008年8月5日深夜的大风曾吹翻途经小草湖的火车，每年吹翻路经小草湖的汽车特别是货运车辆很多，损失也非常大。

吐鲁番的风资源有70 GW的开发潜力，其中，小草湖风区和楼兰风区的有效利用时长分别在1800～2600小时和1800～2300小时，局部风速更是突破8 m/s，为风能开发利用创造了有利的资源禀赋。其风成因主要是每年夏季盆地内辐射较强，增温较快，形成区域性热低压，和盆地外产生很大的气压差，造成了空气的剧烈对流，盆地内热空气上升，北部天山的冷空气急速南下，气流通过北部天山的缺口，迅速向盆地奔泻而来，特别是狭窄的山谷因“狭管效应”，使风力骤升，形成了强烈的西北风暴，使春秋两季成为吐鲁番的大风季。

面对吐鲁番盆地极端的高温、干旱和蒸发量，古代劳动人民为了生存，发明创造了地下水利灌溉工程——坎儿井。2000多年来，正是这项伟大的地下水利灌溉工程使得盆地绿洲生生不息、生机勃勃。

得天独厚的自然条件，使吐鲁番的“热经济”应运而生，“沙疗”方兴未艾。

我们可以从以下资料中了解其气候变化的规律：

(1)吐鲁番市高昌区近30年(1991～2019年)气温降水变化情况

①平均气温：高昌区1991～2019年平均气温14.2～17.9℃，年平均气温为15.7℃，年际变化呈升高趋势，其倾向率为0.8℃/10a(见下图)。

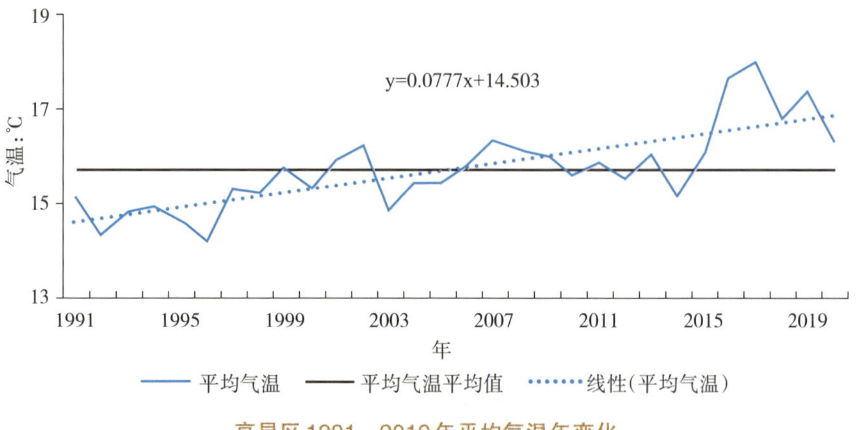

高昌区1991～2019年平均气温年变化

②最高气温：高昌区1991～2019年极端最高气温42.5～49.0℃，年际变化呈升高趋势，其倾向率为0.6℃/10a(见下图)。最高出现在2017年7月10日，为49℃。

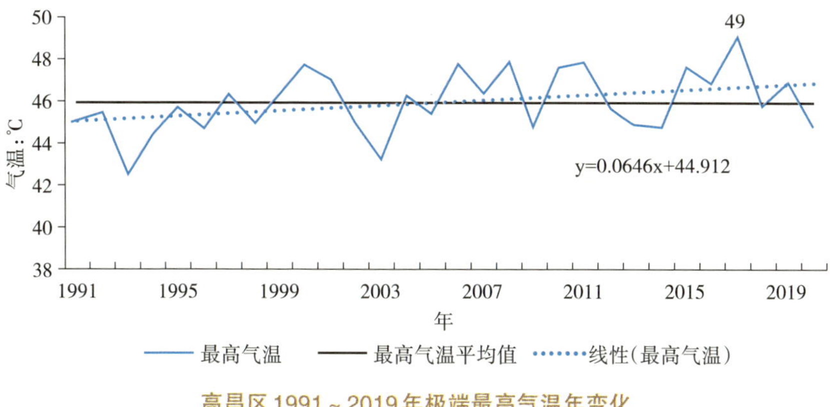

高昌区 1991～2019 年极端最高气温年变化

③降水量:高昌区 1991～2019 年降水量 1.9～33.4 mm,年际变化呈减少趋势,其倾向率为−1.2 mm/10a(见下图)。最大(小)值分别出现在 1998(2019)年。

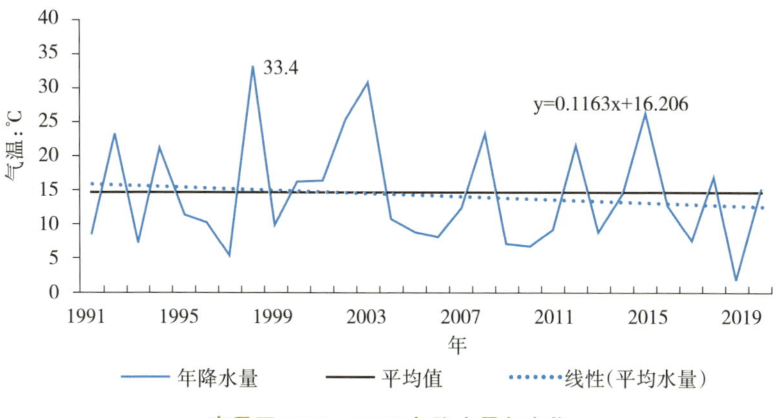

高昌区 1991～2019 年降水量年变化

(2)吐鲁番市鄯善县近 30 年(1991～2019 年)气温降水变化情况

①平均气温:鄯善县 1991～2019 年平均气温 11.5～13.8℃,年平均气温为 12.6℃,年际变化呈升高趋势,其倾向率为 0.3℃/10a(见下图)。

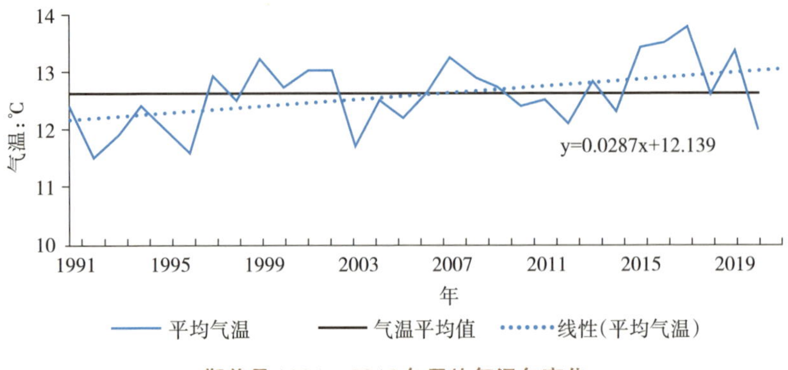

鄯善县1991～2019年平均气温年变化

②最高气温:鄯善县1991～2019年极端最高气温40.6～46.5℃,年际变化呈略升高的趋势,其倾向率为0.2℃/10a(见下图)。最高出现在2000年7月11日和12日,为46.5℃。

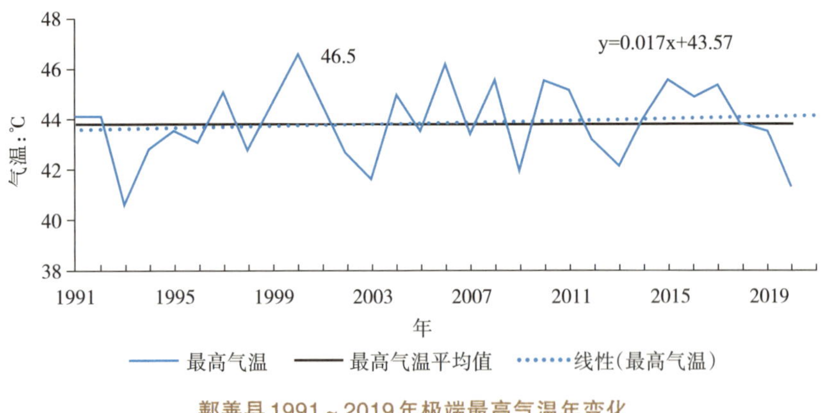

鄯善县1991～2019年极端最高气温年变化

③降水量:鄯善县1991～2019年降水量7.9～76.8 mm,年际变化呈减少趋势,其倾向率为-0.9 mm/10a(见下图)。最大(小)值分别出现在1998(2019)年。

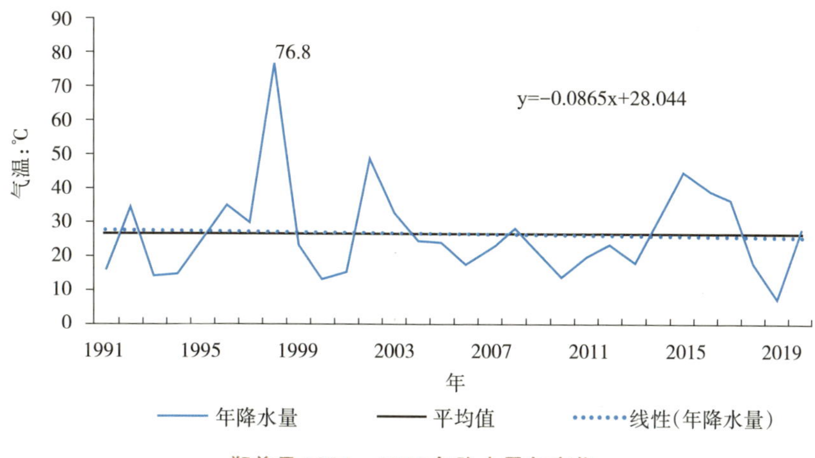

鄯善县 1991～2019 年降水量年变化

(3)吐鲁番市托克逊县近 30 年(1991～2019 年)气温降水变化情况

①平均气温：托克逊县 1991～2019 年平均气温 13.6～16.5℃，年平均气温为 15.0℃，年际变化呈升高趋势，其倾向率为 0.6℃/10a(见下图)。

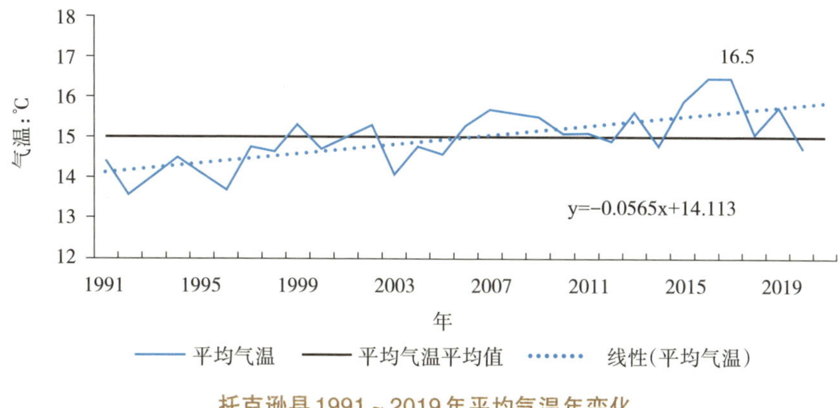

托克逊县 1991～2019 年平均气温年变化

②最高气温：托克逊县 1991～2019 年极端最高气温 42.5～48.8℃，年际变化呈升高趋势，其倾向率为 0.8℃/10a(见下图)。最高出现在

2017年7月10日，为48.8℃。

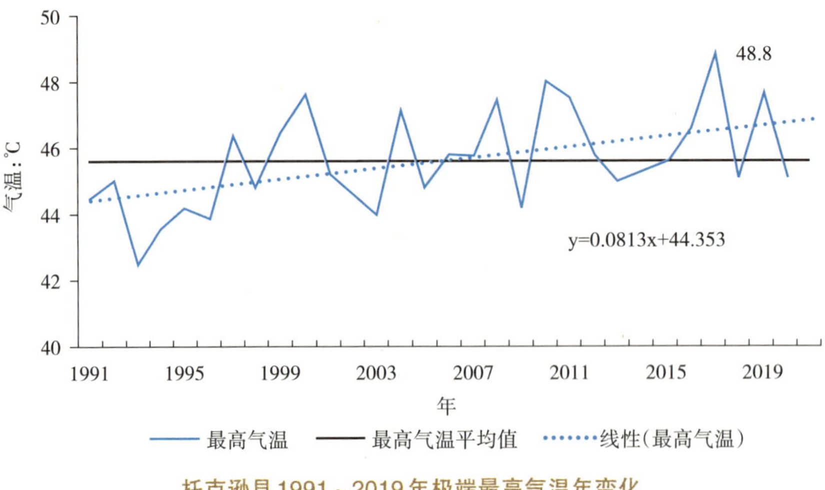

托克逊县1991～2019年极端最高气温年变化

③降水量：托克逊县1991～2019年降水量1.8～25.7 mm，年际变化呈增加趋势，其倾向率为0.5 mm/10a(见下图)。最大(小)值分别出现在1994(2005)年。

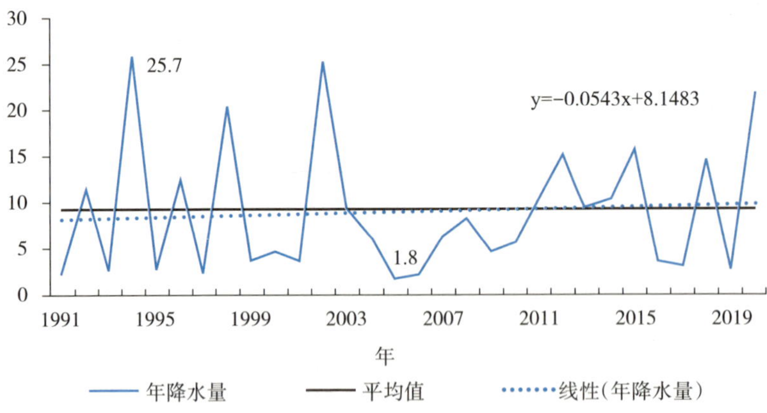

托克逊县1991～2019年降水量年变化

(4)吐鲁番市近30年(1991 ~ 2020年)气温降水监测情况

吐鲁番市近30年(1991 ~ 2020年)气温降水监测数据见下表:

吐鲁番市近30年(1991 ~ 2020年)气温降水监测数据统计表

单位:℃/mm

年份	区县						备注
	高昌区		鄯善县		托克逊县		
	最高气温	平均降水	最高气温	平均降水	最高气温	平均降水	
1991	45.1	8.5	44	16.1	44.5	2.3	
1992	45.4	23.2	44	34.8	45	11.6	
1993	42.5	7.2	40.6	14.1	42.5	2.7	
1994	44.4	21.3	42.8	15.4	43.6	25.7	年均最大降水量(托克逊县)
1995	45.7	11.4	43.5	25.5	44.2	2.9	
1996	44.7	10.4	43.1	35.3	43.9	12.5	
1997	46.3	5.5	45.0	29.9	46.3	2.3	
1998	44.9	33.4	42.8	76.8	44.8	20.4	年均最大降水量(高昌区、鄯善县)
1999	46.2	9.9	44.7	23.3	46.5	3.6	
2000	47.7	16.4	46.5	13.8	46.7	4.8	2000年7月11日、12日极端高温(鄯善县)
2001	47.0	16.7	44.5	15.7	45.3	3.7	
2002	44.9	25.6	42.5	48.7	44.7	25.1	
2003	43.1	30.9	41.7	33.1	44	9.4	
2004	46.2	10.5	44.9	24.8	47.1	6.2	
2005	45.4	9.0	43.5	24.2	44.8	1.8	

续表

年份	区县						备注
	高昌区		鄯善县		托克逊县		
	最高气温	平均降水	最高气温	平均降水	最高气温	平均降水	
2006	47.7	8.2	46.2	18	45.8	2.4	
2007	46.3	12.3	43.3	22.5	45.8	6.4	
2008	47.8	23.2	45.5	28.1	47.4	8.4	
2009	44.7	6.9	41.9	20.8	44.2	4.6	
2010	47.6	7.0	45.5	13.8	48.0	5.7	
2011	47.8	9.3	45.1	20.0	47.5	10.5	
2012	45.7	21.6	43.0	23.5	45.8	15.2	
2013	44.9	8.7	42.2	18.3	45.0	9.2	
2014	44.8	14.5	44.0	30.8	45.3	10.5	
2015	47.5	26.4	45.5	44.7	45.6	15.8	
2016	46.8	12.5	44.9	39.9	46.6	3.5	
2017	49.0	7.7	45.3	36.6	48.8	3.2	2017年7月10日极端高温（高昌区、托克逊县）
2018	45.7	17.0	43.7	17.0	45.1	14.7	
2019	46.8	1.9	43.5	7.9	47.6	2.8	年均最小降水量（高昌区）
2020	44.8	15.0	41.3	28.0	45.1	21.9	

二、沙资源状况

1. 吐鲁番沙漠成因

吐鲁番盆地的沙漠，包括库木塔格沙漠，以及该区域诸多沙丘，其主要成因有三个方面：

其一，特殊气候产生物源。吐鲁番气候呈现出“热极”和“旱极”，对大气边界厚度产生复杂影响，这样极度干旱炎热的地区，土地表层干裂风化，固土植被无法生长，这样给土壤沙漠化创造了有利条件，地理构造的沙化又为沙漠的形成创造了物源条件。

其二，风力成为沙漠的“搬运工”。除了干旱，吐鲁番盆地有着十分彪悍的风力，尤其在春秋两季，冷热气流形成对抗，天山断裂缺口的“狭管效应”，使得风源层出不穷，这些风力把松软的地表沙土从东向西或从西向东反复“搬运”，特别是哈密七角井地段的天山缺口形成的风线与乌鲁木齐达坂城区域的天山沟口形成的风线所携带的砂砾在盆地碰撞沉淀，形成了库木塔格沙漠和诸多沙丘、沙山。

其三，下垫面的状况也有利于沙漠、沙丘的形成。特别是盆地表面地形凹陷，地表植被稀少，土壤湿度小，几乎没有雪被面积，这些不仅对气候有十分显著的影响，也有利于沙漠、沙丘的形成。

2. 沙子的“比热容效应”

比热容（又称比热容量，简称比热）是指单位质量的某种物质温度升高（或降低）1℃所吸收（或放出）的热量，叫作这种物质的比热容。

水的比热容是沙子的4倍多。质量相同的水和沙子，要使它们上升同样的温度,水会吸收更多的热量;如果吸收或放出的热量相同,水的温度变化比沙子小得多。夏天,阳光照射在海面上,虽然海水吸收了大量的热量,但由于海水的比热容较大,其温度变化并不显著,因此海边的气温变化也不会很大。然而,在沙漠里,由于沙子的比热容比较小,吸收与水同样的热量,沙子的温度就会很快上升,当太阳落山后,沙子的温度也会很快下降,所以沙漠的昼夜温差很大。

吐鲁番的沙疗就体现了这种“比热容效应”,即白天沙子吸收太阳辐射的热量,沙子温度在几小时就迅速升温,然后可以进行埋沙治疗,太阳落山后,沙子温度迅速下降,就不适宜沙疗了。

3. 沙资源分布

吐鲁番沙资源的分布状况如下:

(1)高昌区的沙资源状况

高昌区有比较丰富的沙资源,且沙质良好,主要分布在亚尔镇上湖村区域、恰特喀勒乡和三堡乡的部分区域,均为中小型沙丘,有着广阔的开发利用前景(见下图)。

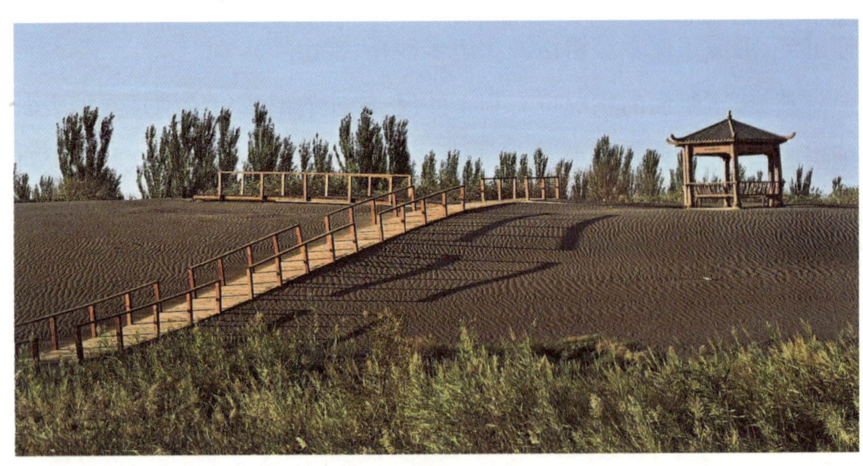

吐鲁番市高昌区亚尔镇沙丘　　（张文全摄）

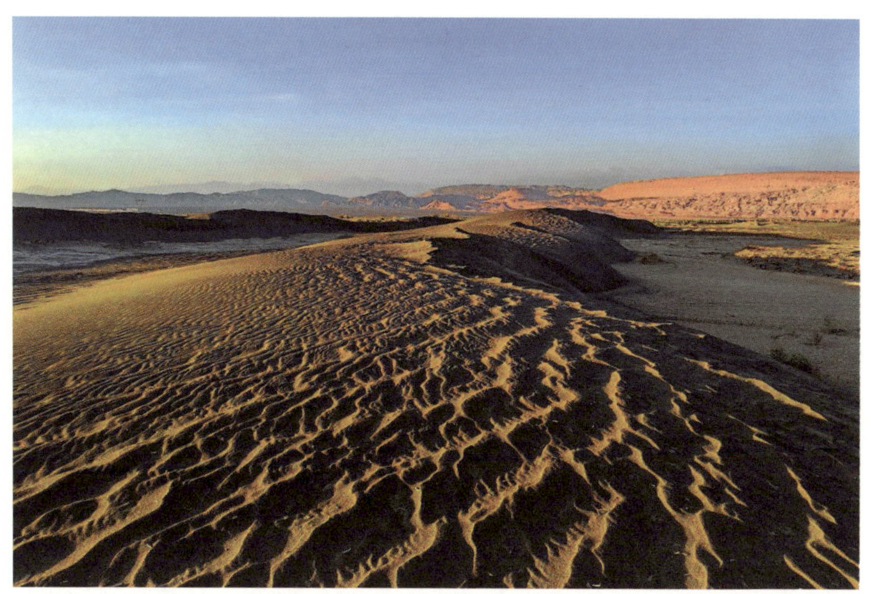

吐鲁番市高昌区恰特喀勒乡沙丘 （张文全摄）

(2)鄯善县的沙资源状况

与鄯善县县城毗邻的是库木塔格沙漠，它是由天山七角井孔道风口形成的东南风与天山达坂城孔道风口形成的西北风相向而得，狂风携带砂砾长途跋涉后在鄯善县县城南侧库木塔格相遇，势均力敌后“握手言和”并“就地安家”，沉积成沙山，这是世界上唯一与城市零距离接触的沙漠，为世所罕见的自然景观。该沙漠展示了“绿不退，沙不进”的生态平衡现象。目前，库木塔格沙漠东西长62 km，南北宽40 km，总面积2500 km^2，不仅是沙游的宝地，而且是沙疗的福地（见下图）。

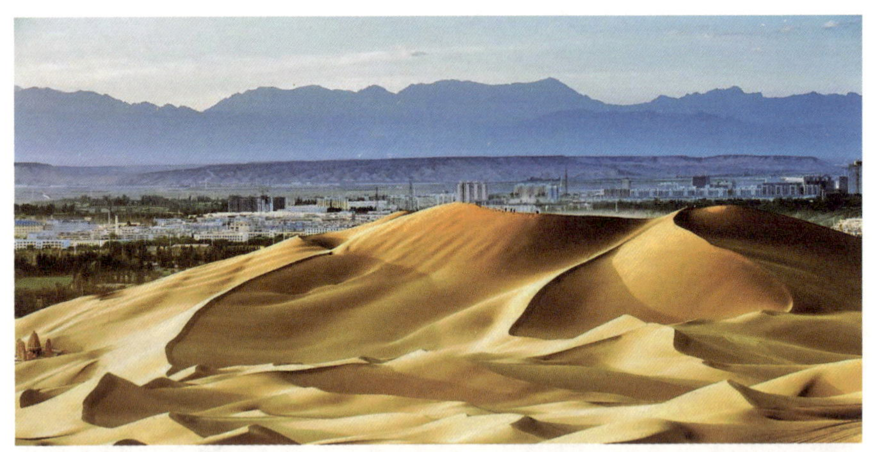

鄯善县库木塔格沙漠

(3)托克逊县的沙资源状况

托克逊县的沙丘主要分布在该县的郭勒布依乡和夏乡。该县的沙丘多为局部小沙丘,这些年的沙漠治理使其面积不断缩小,其中,郭勒布依乡奥依曼布拉克村的沙丘质量比较好,沙疗资源已保护并开发利用(见下图)。

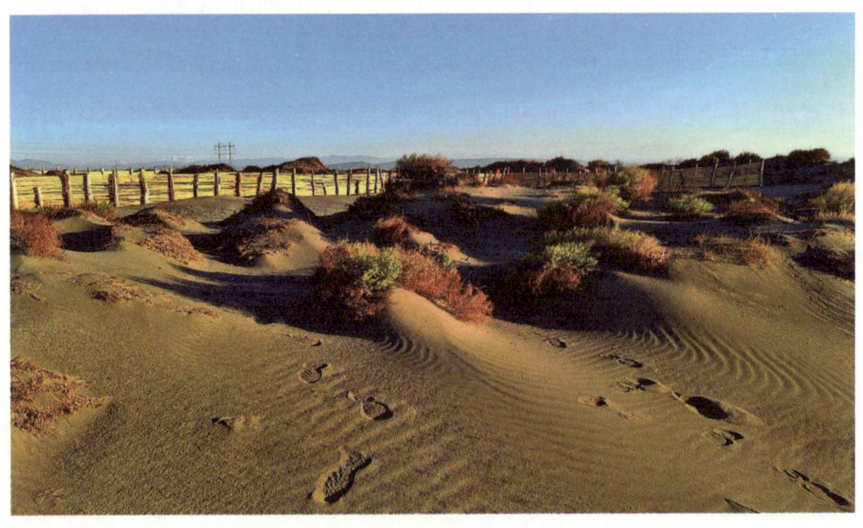

托克逊县郭勒布依乡沙丘 (张文全摄)

4. 沙资源质量

(1)沙体无菌

吐鲁番盆地夏季高温,沙体表面温度可达80℃以上,沙体20 cm深处的温度也能达到65℃左右,如此高的温度,细菌和病毒是无法存活的;除了夏季高温外,充足的阳光带来了紫外线辐射,特别是中午时段,紫外线相对充分,会产生很好的消毒杀菌作用。

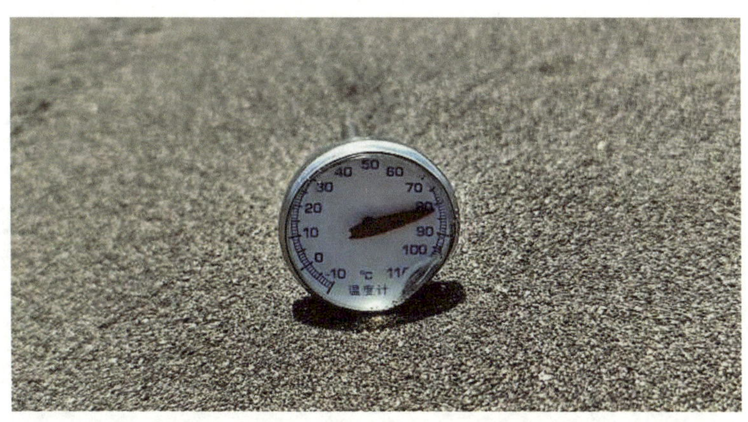

2024年8月17日14:39时沙体表面温度　（张文全摄）

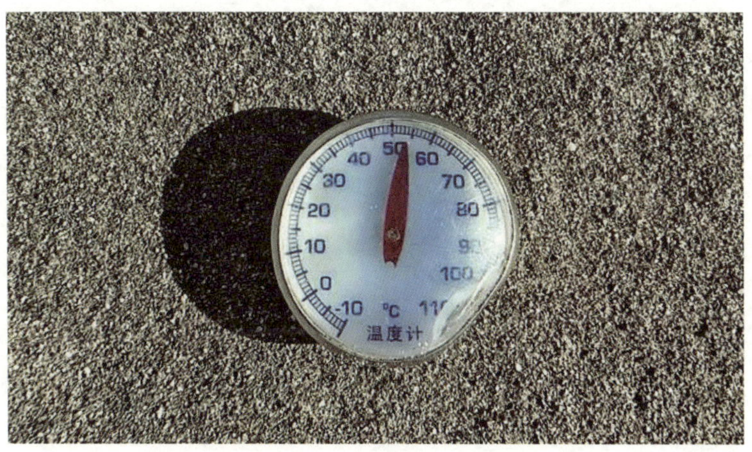

2024年8月17日18:17时沙体深20 cm温度　（张文全摄）

(2)沙体干净、无杂质

吐鲁番盆地沙漠、沙丘的沙子比较干净，含土量和含杂质少，这是由于每年春秋两季有大风，冬夏季气候稳定时也有小风，风既是“搬运工”，也是“清洁工”，不同风力反向作用，沙子沉淀了，比重比沙子轻的杂物和尘土被吹散，从而保持了沙体的清洁度。

(3)沙体微量元素丰富

人体所需的钙、铁、钠、锌、铜、镁、磷、钾等微量元素在沙体成分中均能找到，且含量丰富，这与东天山成矿带的存在有着密切的联系。这

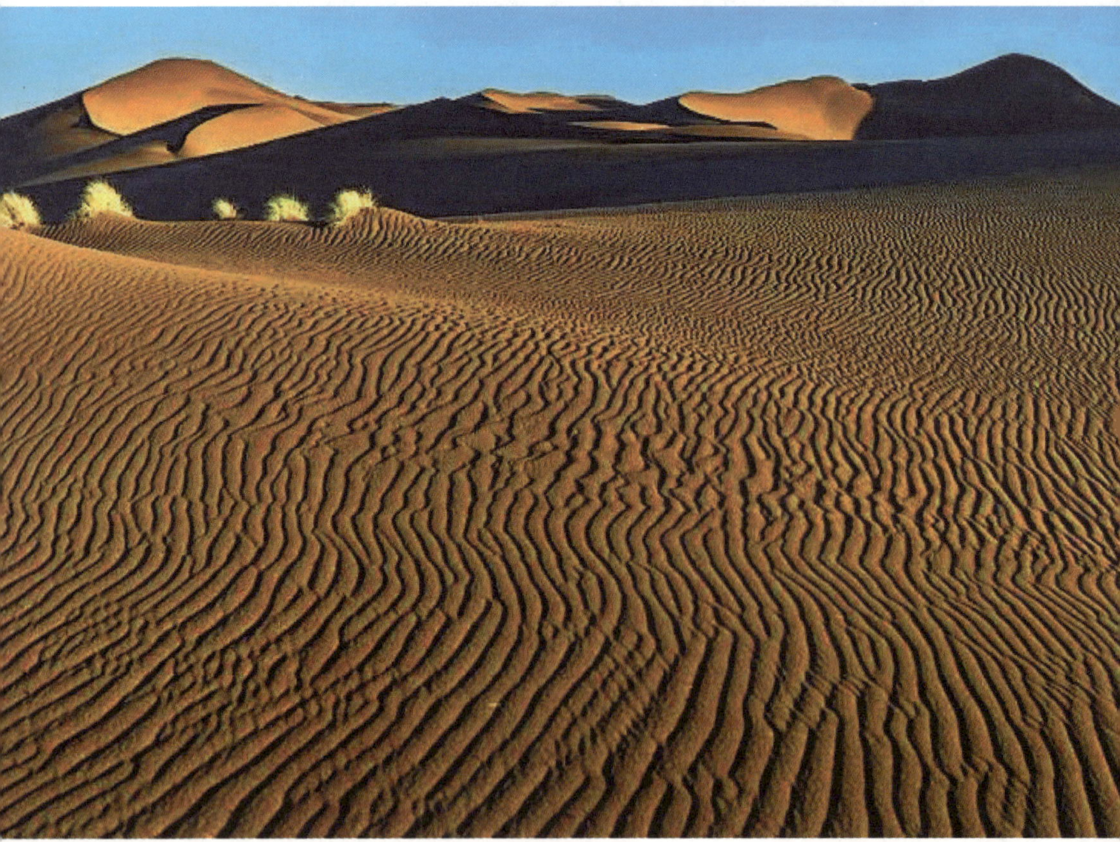

吐鲁番盆地沙漠 （赵磊摄）

些微量元素通过沙疗被皮肤吸收，对人体是有益的，还会增加保健和治疗的效果。吐鲁番市维吾尔医医院2015年7月委托新疆维吾尔自治区食品药品检验所对所属沙疗中心沙丘和鄯善县库木塔格沙漠的沙子成分分别进行了检验，检验结果如下表所示。

吐鲁番市维吾尔医医院沙疗中心沙子成分检验报告

序号	元素名称	元素符号	含量
1	铅	Pb	2 μg/g
2	镉	Cd	0.01 μg/g
3	铜	Cu	31 μg/g
4	硅	Si	2 μg/g
5	钙	Ca	268 mg/g
6	钾	K	13 mg/g
7	钠	Na	24 mg/g
8	锰	Mn	2 mg/g
9	锂	Li	9 μg/g
10	镁	Mg	0.4 mg/g
11	铬	Cr	0.02 mg/g
12	铁	Fe	2 mg/g
13	锌	Zn	0.1 mg/g
14	镍	Ni	51 μg/g
15	银	Ag	2 μg/g
16	金	Au	4 μg/g

续表

序号	元素名称	元素符号	含量
17	硒	Se	2 μg/g
18	锡	Sn	1 μg/g
19	砷	As	0.3 μg/g
20	汞	Hg	0.3 μg/g

鄯善县库木塔格沙漠沙子成分检验报告

序号	元素名称	元素符号	含量
1	铅	Pb	0.6 μg/g
2	镉	Cd	0.02 μg/g
3	铜	Cu	93 μg/g
4	硅	Si	16 μg/g
5	钙	Ca	219 mg/g
6	钾	K	14 mg/g
7	钠	Na	12 mg/g
8	锰	Mn	2 mg/g
9	锂	Li	9 μg/g
10	镁	Mg	0.2 mg/g
11	铬	Cr	0.02 mg/g
12	铁	Fe	2 mg/g
13	锌	Zn	0.1 mg/g
14	镍	Ni	61 μg/g
15	银	Ag	2 μg/g

续表

序号	元素名称	元素符号	含量
16	金	Au	6 μg/g
17	硒	Se	12 μg/g
18	锡	Sn	0.7 μg/g
19	砷	As	0.2 μg/g
20	汞	Hg	0.4 μg/g

(4)沙体传导性好

沙粒成分中的矿物质、岩石等组成成分决定沙子的颜色，有黄、白、青、紫、黑、红等多种颜色。高昌区亚尔镇、恰特喀勒乡、三堡乡和托克逊县郭勒布依乡的沙子呈青黑色；鄯善县库木塔格沙漠靠北的沙子呈淡红色，该沙漠东端的沙子比靠北的颜色要淡一些，该沙漠靠近鲁克沁镇方向（沙漠西南）的沙子呈土黄色；新疆塔里木盆地、宁夏、海南的沙子颜色也有所不同。吐鲁番盆地沙子沙粒由直径为0.05~0.1 mm的细小沉积岩石和矿物质颗粒组成，特别是高昌区沙子大、中、小沙粒所占比例适当。直径小于188 μm的沙粒占32.5%，直径大于188 μm且小于375 μm的沙粒占42.4%，直径大于375 μm的沙粒占25.1%。特别需要指出的是，高昌区沙子中磁石含量最高，100 g沙子中磁石重量为58.33%，而且单位体积重量最重，100 cm^3重量为174.8 g，其通透性好，传导性强。

不同地区沙疗用沙子特性检测结果

项目	标本				
	高昌区上湖村沙子	敦煌沙子	鄯善县沙子	哈密地区沙子	海南省沙子
100 g沙子中的磁石含量(g)	58.33	38	31	3.8	0.6
100 cm^3沙子的重量(g)	174.8	141.6	159.2	169.4	156.6
100 g沙子中直径小于188 μm的沙粒含量(g)	32.5	45.8	97.8	21.35	0
100 g沙子中直径大于188 μm小于375 μm的沙粒含量(g)	42.4	52.3	2.2	74.05	8.35
100 g沙子中直径大于375 μm的沙粒含量(g)	25.1	1.9	0	4.6	91.65
沙子颜色	黑灰	黄灰	黄褐	灰白	淡黄
磁石颜色	黑	黑	黑	黑	黑

(5)沙体安全、无放射性影响

从吐鲁番市维吾尔医医院送检的样本检验结果看,沙子成分中不含或基本不含对人体皮肤有害的元素。即便有,含量也极低,远远低于危害标准,可以忽略不计,患者可以放心埋沙治疗。对沙子成分中的放射性物质,吐鲁番市维吾尔医医院2015年7月分别向新疆维吾尔自治区疾病预防控制中心提交了医院沙疗中心样本和鄯善县库木塔格沙漠沙子样本,并进行检测。检测结果显示,无论是亚尔镇上湖村沙疗中心的沙子,还是鄯善县库木塔格沙漠的沙子,其成分中的放射性物质含量远远低于对人体有害的限值,不会影响患者的身体健康。

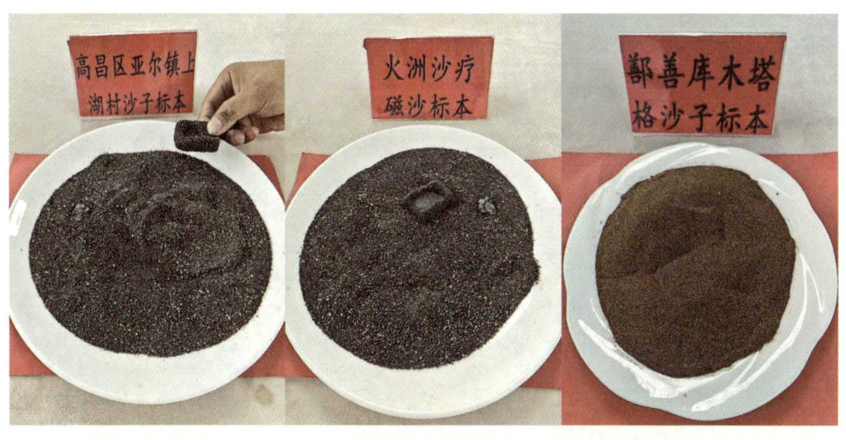
高昌区亚尔镇上
湖村沙子标本
火洲沙疗
磁沙标本
鄯善库木塔
格沙子标本

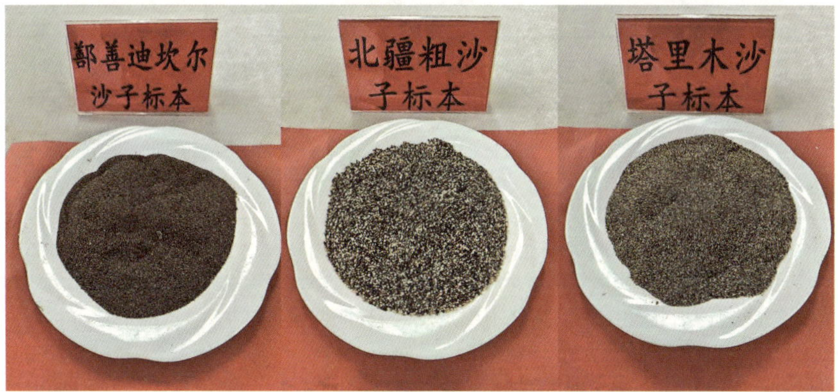
鄯善迪坎尔
沙子标本
北疆粗沙
子标本
塔里木沙
子标本

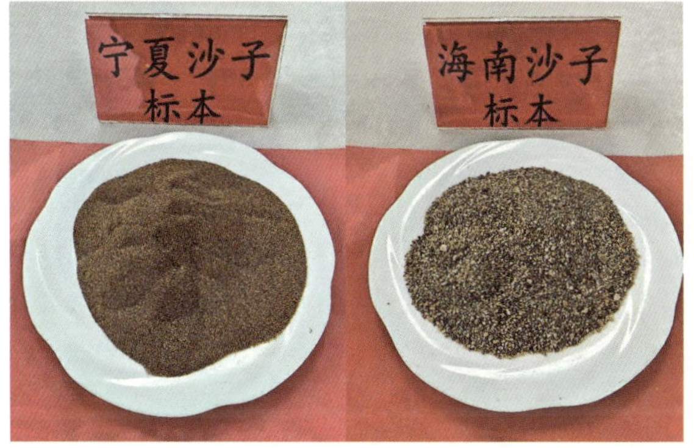
宁夏沙子
标本
海南沙子
标本

沙子标本　　（张文全摄）

放射性核素活度浓度分析结果(高昌区上湖村沙疗中心沙丘)

核素	适度浓度(Bq/kg)	探测下限(Bq/kg)	参考日期
226 Ra	8.56±0.34	1.87	2015.08.31
232 Th	15.89±0.62	1.48	2015.08.31
40 K	587.36±23.09	6.41	2015.08.31

注:适度浓度检测结果的扩展不确定度K=2;依据检测结果,该产品的放射性水平属本底水平,不会对人体产生危害。

放射性核素活度浓度分析结果(鄯善县沙山)

核素	适度浓度(Bq/kg)	探测下限(Bq/kg)	参考日期
226 Ra	5.08±0.23	1.79	2015.08.26
232 Th	16.53±0.73	0.74	2015.08.26
40 K	666.79±30.10	6.45	2015.08.26

注:适度浓度检测结果的扩展不确定度K=2;依据检测结果,该产品的放射性水平属本底水平,不会对人体产生危害。

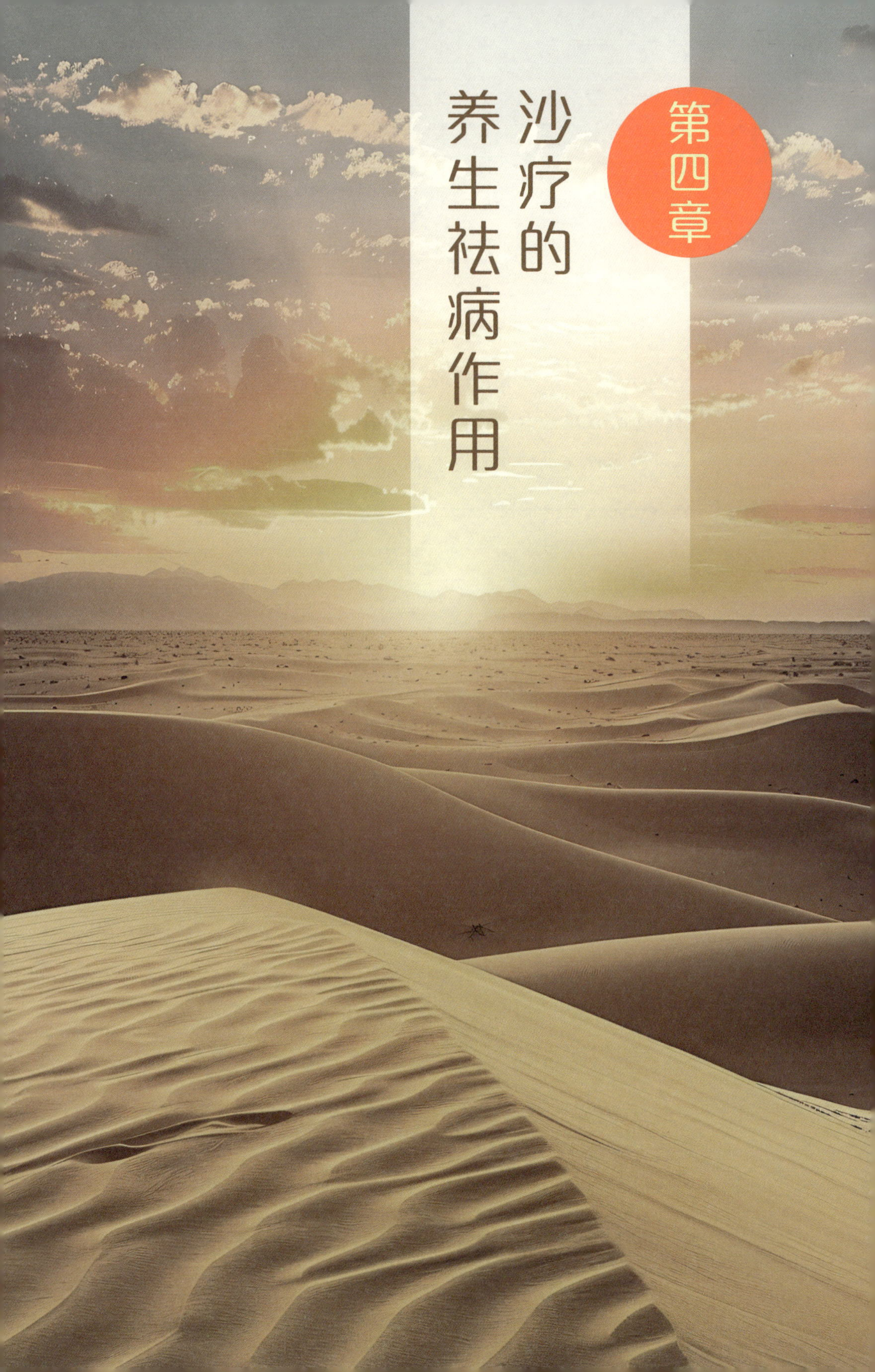

第四章 沙疗的养生祛病作用

沙疗治已病，亦治未病。

沙疗的疗效是整体性的，而不是局部性的。

沙疗注重治本，而不是简单的治标。

沙疗导入的是太阳之纯阳，带动的是阴阳再平衡，注入的是生命正能量。

一、沙疗的作用机理

1. 沙疗"四力"

沙疗完全是一种纯自然疗法，老百姓也称"天疗"或"天灸"。沙疗也是一种完全的物理疗法，没有副作用。沙疗的独特作用来源于"四力"，即太阳的光力、沙体的热力、微量矿物元素的磁力、沙子覆盖的压力。"四力"合为一体，共同发力、共同传导、共同作用，由表及里、由浅入深、由点到面，将"四力"传导到肌肤，再进入血脉，继而深入筋骨，实现全方位、立体化、深层次、综合性的气血筋骨的激活和升腾。

2. 沙疗效应

(1)温煦效应

人体需要保持一定温度，身体没有了温度或温度偏低，生命将会终结。当人体进入40多摄氏度的沙体之中，沙子的热能会迅速传导到全身各部位，此时全身的体温上升，血流加快，大量排汗，如果身体微微抖动，热沙不断流进，沙热持续传导，使身体脏腑保持在温煦的状态下，体内脏器微循环加速流动，代谢能力增强，热效能将全身细胞激活，体内垃圾随汗液排出，身体出现轻松愉快状态。

(2)"按摩"效应

沙疗凭借着沙体的热力和沙子的压力，作用于全身的皮肤，尤其是作用于全身的穴位，由穴位带动经络，形成这种压力感就是一种天然"按摩"，这种天然"按摩"能够起到通经活络、盘活气血的作用。

(3)磁效应

沙子的磁性矿物质和磁场对人体的细胞、神经系统、器官及各生理系统均能产生不同程度的磁疗效应。磁场对人体的多重影响有:

一是通过降低末梢神经的兴奋性,提高耐痛阈,从而达到镇痛的作用。

二是能扩张心血管,改善血液循环,增强心脏供氧能力,改善营养状况。

三是对中枢神经系统有抑制作用,促进睡眠,延长睡眠时间,缓解肌肉僵硬。

四是通过改善局部血液循环,加速炎症渗出物的吸收。

当然,也不是说磁场强度越大越好,磁场辐射超出正常范围,就会对身体产生副作用。检测过的沙体是安全的,生活中日常使用的手机、电脑、电视等电子产品的磁场辐射也都是在安全范围之内的。

(4)光效应

太阳光线中的可见光(蓝光、黄光、红光)被称作有益光波。蓝光(波长450~485 nm)具有镇静舒缓的作用;黄光(波长570~590 nm)能够减少黑色素生成;红光(波长625~740 nm)可以刺激胶原蛋白的再生。阳光中还有不可见光,包括红外线和紫外线。红外线可以透过皮肤进入皮下组织,对人体起到热刺激作用,可使血管扩张,加快血液流通,促进新陈代谢,并且具有消炎镇痛作用;紫外线则有强大的杀菌能力,能够抑制细菌和病毒的活力,还能促进维生素D的生成和钙、磷的吸收,预防骨质疏松,增强人体免疫功能。当然,紫外线也是“双刃剑”,长时间暴露在阳光下,波长较短的紫外线,又是皮肤的“杀手”,能晒黑皮肤,并使皮肤失去弹性和光泽。在沙疗时应做好防晒,避免伤及皮肤。

二、沙疗与阳气的关系

1. 阳气的来源

中医理论认为，气是构成人体和维持人体生命活动的物质基础，气可分为阳气和阴气。对阳气而言，以功能和形态来讲，阳气指动能；以脏腑机能来讲，阳气指的是六腑之气；以营卫之气来讲，阳气也指卫气；以运动方向和性质来讲，则指行于外表的、向上的、亢盛的、增强的、轻清的为阳气。它是储存在人体肾脏里，又运行在人体肌肤外表的一种力量或能量，也就是一般意义上的“元气”。《黄帝内经》中讲“阳化气，阴成形”。阳化为身体所需要的能量，阴形成看得见、摸得着的身体。如果身体没有了阳气，身体就成了一副躯壳，就会死亡。在中医概念中，阴气与阳气相对。阴气即为肃杀之气，就脏腑机能来说，五脏之气即为阴气；就营卫之气来讲，营气即为阴气；就其运动的方向和性质来说，它是行于人体内里的、向下的、抑制的、减弱的、重浊的一种力量。阴阳是矛盾的对立统一体。二者之间要形成一种平衡，平衡即为健康，失衡即为病态。

阳气是人体物质代谢和生理功能的原动力，是人体繁衍、生长、发育、衰老和死亡的决定性因素。阳气的来源有两个方面：一方面为先天性的，来自父亲和母亲的遗传；另一方面为后天性的，主要是从食物中吸收的水谷精气转化而来。人的正常机体的运转、工作、运动、性生活、修复创伤、适应气候变化、情绪波动等各项机体活动都是需要消耗阳气的。

离开阳气的支持，人的正常生存就无法进行。“得阳者生，失阳者亡”。阳气越充足，人体就越强壮；阳气衰减，人就会生病；阳气完全耗尽，生命就会停止。

2. 阳气的功能

(1)温煦脏腑作用

阳气具有温煦功能，可以温养人体。阳气就像太阳一样，太阳出来暖洋洋，人体阳气充足才能使身体感到暖暖和和的，精神饱满、充满活力、身手敏捷、身强力壮。相反，如果阳气不足，身体就会怕冷，不要说冬天觉得寒冷，就是在炎热的夏季也觉得全身冰冷，这就是通常所说的“底火不够”“阳气不足”了。

(2)气化推动作用

人体新陈代谢需要依靠阳气的气化推动作用来完成，例如进食后，食物在脾胃气化作用下变成可以吸收利用的营养物质，又在人体内阳气的推动作用下合成有用的营养物质充养机体，同时还分化出无用的代谢废物排出体外。

(3)卫外固密作用

阳气指人体在外或在上之气，其“卫外”“固密”功能表现为在内保障体内热量不往外流失，对血液、津液、精液等体内液态物质有稳固、统摄作用，维持人体内部稳定；在外能护卫肌肤、抗御外邪，使外邪难以入侵。如果一个人阳气旺盛而且卫外固密的功能好，就会冬不怕冷，夏不怕热。

(4)促进人体生长发育作用

阳气是人体内具有温养、推动、兴奋、升腾、生发等作用的一种力量或能量，是人体生长的“元气”。阳气作为一种活力强的精微物质，能激发和促进人体的生长发育，以及维护各脏腑、经络等组织器官的生理功能，能推动血液生成、运行，以及津液生成、输布、排泄，通过各种气化活动完成人体与外界物质交换，体现养生功能。

(5)“阴平阳秘”的平衡作用

《黄帝内经》讲：“阳虚则外寒，阴虚则内热，阳盛则外热，阴盛则内寒。”阴精与阳气之间相互为用、相互生存、相互制约。阴是内藏的精气，不断地供给阳气之用；阳气能保卫体表，抵御外邪，使机体固密，保护阴精的正常生化。如果双方互根互用的关系遭到破坏，则“孤阳不生，独阴不长”，临床可见“阳损及阴”“阴损及阳”的病理变化。只有阴精宁静不耗，阳气固密不散，生命才能正常活动。对人体来说，保阳气，才能益阴精，精盈则气盛，气盛则神全，神全则身健。所以“阴平阳秘”是健康的保证。

3. 阳气不足的表现

《黄帝内经》说：“阳气者，若天与日，失其所，则折寿而不彰。”再云：“阳气者，精则养神，柔则养筋。”又云：“人到四十，阳气不足。损与日至。”这几段文字既高度概括了阳气在人体中的重要作用，又阐述了随着年龄增长，人体的阳气会逐渐亏耗的自然规律。阳气不足就要“折寿”。那么，阳气不足就会出现如下症状：

(1)心阳不足

心脏是人体的“发动机”，其主要功能是为血液流动提供动力，推动血液流动，把血液运送到身体各部位。中医理论认为，心在五行中属火，主血脉、主神明、主宰人体生理和心理活动，为“五脏六腑之大主”。心阳不足就意味着心脏的动力不足，其表现为：

①面色发暗、嘴唇发紫、舌有紫斑。

②心慌、胸闷、气短、心悸。

③出现高血压、高血脂、高血糖。

④情绪低落、反应迟钝、容易疲劳。

(2)肾阳不足

肾脏是泌尿系统中的一个重要器官，负责过滤血液中的杂质，维持体液和电解质的平衡，最后产生尿液经尿道排出体外，同时也具备内分泌的功能以调节血压。中医理论认为，肾属水，肾为“先天之本”，其主要功能包括藏精，主生长、发育、生殖，主全身水液代谢，主纳气，即摄肺之清气下纳于肾，肾为整个生命的“原动力”。肾阳不足就意味着肾功能弱化，其表现为：

①手脚冰凉、怕冷、容易感冒。

②腰腿酸痛、小便多、夜尿多、便溏稀、便不净。

③出现性冷淡、不孕不育、男性阳痿、女性月经不调及宫寒等。

(3)肝阳不足

肝脏是人体内以代谢为主的脏器，具有去氧化、存储肝糖、分泌性蛋白质的合成等功能。中医理论认为，肝属木，主藏血，有贮藏和调节血液的功能；又主疏泄，有调节气机、情志、消化吸收，维持生理机能的功能；还主谋虑，在人体中有参与高级神经功能活动的作用，即参与人体的“深谋远虑”活动。肝与胆、目、筋、爪等构成肝系统。在中医理论中肝脏又有人体器官之“将军”“木之器”“策略家”之称。肝阳不足会使人体机能紊乱，其表现为：

①内分泌紊乱，代谢不正常。

②毒素堆积、长斑痘疹。

③全身经络结节、肥胖、局部脂肪堆积。

④眼睛视力下降、萎靡不振、缺乏活力、思维呆滞。

(4)脾阳不足

脾脏是人体最大的淋巴器官,具有贮血、造血、清除衰老红细胞、产生淋巴细胞与抗体、进行免疫应答,以及贮铁质、调节脂肪和蛋白质的新陈代谢等功能。中医理论认为,脾属土,脾为"后天之本",脾主运化、统血、升清,即通过胃的受纳腐熟作用,将食物中的水谷精微物质输送到全身,为人体的正常生命活动提供营养和能量。脾开窍于口,其华在唇,在液为涎。脾阳不足会导致气血运化乏力、消化紊乱,其表现为:

①食少腹胀、肚子发冷、舌苔发白、面黄、肉松。

②经常腹泻、大便不成形、消化不良。

③容易出现疲倦、消瘦、口腔溃疡、水肿、湿证。

④精力不集中、易抑郁。

(5)胃阳不足

胃是人体贮藏和消化食物的重要器官。中医理论认为,胃与脾一样在五行中都属土(脾为阴土,胃为阳土),为人体"后天之本"。胃主受纳、腐熟水谷、通利下降,是机体气血营养化生的来源。脾胃互为表里,脾在里,胃在表;脾为阴,胃为阳;脾主升,胃主降。如果胃阳不足,机体气血化生之力就会虚弱,正如胃就像一口锅,加点米加点水,开火就能把米煮成饭。"胃阳"就是化生之"火"。胃阳不足会导致消化功能异常,其表现为:

①胃虚寒、胃动力不足、对食物的消化能力减弱。

②胃纳呆滞、口淡不渴、不思饮食、有饱滞感。

③胃脘冷痛、喜温喜按、胃酸倒流、呕吐清水或未消化食物、容易腹泻或便秘。

④畏寒怕冷、手脚冰凉、得寒胃胀。

⑤心悸、失眠、全身无力、精神不振。

⑥舌质淡、舌苔白滑、伴有口臭。

(6)肺阳不足

肺是人体重要的呼吸器官,是体内外气体交换的场所,通过肺的呼吸作用,不断地呼浊吸清,吐故纳新,实现机体与外界环境之间的气体交换,以维持人体的生命活动。中医理论认为,肺在五行中属金,肺有主气司呼吸、宣发肃降、促进水液代谢的功能,还有“肺朝百脉”、主治节等作用。“肺朝百脉”是指全身的血液都要通过各条经脉而会聚于肺,经肺的呼吸进行气体交换,而后输布全身,即肺气助心行血的生理功能;主治节即为肺对气、血、津液有治理和调节作用。肺阳不足意味着肺功能下降或衰竭,其表现为:

①气短、气喘、没力气。

②容易感冒、过敏、免疫力低下。

③便秘、肥胖。

④慢性咽炎、支气管炎、哮喘。

⑤情绪不佳、有气无力、态度消极。

(7)阳气长期不足

如果阳气长期不足会导致身体出现亚健康状态,甚至疾病。其表现为:

①体温低于正常指标。

②代谢与气血的运化逐渐慢下来,部分身体毒素与垃圾无法及时排出,养痈遗患。

③身体疲惫,无精打采,精气神不足,处于亚健康状态。

④人体抵抗力和免疫力下降,容易引发感冒、骨质疏松、关节炎、类

风湿、皮肤病,以及肿瘤等疾病。

4. 沙疗补阳机理

养生就是养阳气。《黄帝内经》讲:“正气存内,邪不可干”“邪气所凑,其气必虚”。这段经典告诉我们,身体要培扶正气(阳气),提升免疫力,是抵御病邪侵害的根本,一切外邪侵袭入里都是从人体正气的薄弱处突破的。现代社会的生产生活方式,以及生产生活环境发生了巨大变化,80%的现代人都有阳气不足的表现,他们生活在空调的世界里,工作在阴冷的环境中,远离了太阳,远离了大自然,远离了体力劳作,缺乏运动和锻炼,阳气在不知不觉中丢失了、消耗了。所以养生必须养阳气。

沙疗是养阳补阳的重要方式。其机理如下:

其一,沙疗的过程就是提高人体体温、扩充阳气的过程。阳气不足的人往往体温偏低,四肢冰凉、容易生病。有研究表明:人体的正常体温在36.5~37.2℃。当体温下降1℃时,免疫力就会下降30%,代谢率也会下降12%;当体温升高1℃时,免疫力会提高5~6倍,代谢率也会提高12%。研究还表明,当体温达到39.6℃时,癌细胞会大量死亡。而在这个温度下,正常的人体细胞则不受影响(当然也不能过高,超过这个温度就会伤害人体正常细胞)。如果你想解决疾病并提高免疫力,首先要适当提高并保持正常体温,36.5℃是判断一个人体温是否健康的分水岭。如果低于这个水平,表明阳气严重不足,就会出现各种不适症状。在沙疗的过程中,沙子的热量导入全身,身体的温度伴随热沙的接触也不断提高,使体温进入合理区间。此时,身体的新陈代谢全面增强,气血生化进一步激活,人体阳气不断充盈,机体的活力也随之加强。

其二，沙疗的过程就是祛寒除湿、还原阳气的过程。阳气是人体的太阳，只要太阳一出来，体内阴冷潮湿的天气就会随之改变，太阳的光芒驱散阴霾，光耀温养五脏六腑，给人们带来健康。人体有寒湿，必然削弱元阳；阳气不足，阴阳就会失衡。此时，正常的新陈代谢由于凝滞受到干扰，阳气的气化推动和卫外密固作用受到削弱，身体出现由寒湿引起的各种不适。在沙疗过程中，干热的沙子覆盖全身，体内的寒、湿、邪、毒随热流产生的大量发汗全部排出体外，寒湿侵占的空间让位于阳气，此时，阳气充盈全身，机体免疫力增强。

其三，沙疗的过程就是温通经络、固护阳气的过程。《黄帝内经》讲："阴阳者，天地之道也，万物之纲纪，变化之父母，生杀之本始，神明之府也。"明代医学家张景岳说："生杀之道，阴阳而已。阳来则物生，阳去则物死。"这两段话诠释了阳气为人的生命之本。身体阳气不足，阴邪就占了上风，就好像城市的交通网络被阻断，城市面临瘫痪。人体的交通网就是经络，经络不通百病生。在沙疗过程中，太阳赋能沙子，沙子的热量和矿物质的磁力导入身体的各个部位。此时，身体的经络就像冬天陆地上结了冰的大小河流，被沙疗的热流融化开通，新陈代谢恢复正常，体内阳气由于沙疗温通经络而固本壮元。

当然，沙疗只是人体补阳方式的其中之一，要保持机体阳气的充盈，还要通过科学饮食、户外运动、规律作息、良好习惯和防寒防湿等方式来实现。

三、沙疗与经络穴位的关系

1. 经络和穴位的功能

经络和穴位之间的关系可以类比为一座城市中的道路网和交通枢纽。经络是身体内的主要道路网，连接着各个部位和器官，而穴位则是这些道路上的交通枢纽，也是各个区域或部位的交通节点。通过刺激穴位，被拥堵的经络通道可以疏通，能量可以按身体的需要进行调控和引导，从而身体这座城市始终处于良性运行状态。

经络作为人体气血运行的通道，是人体结构的重要组成部分。《黄帝内经》说："十二经络者，内属于脏腑，外络于肢节。"经络系统以经脉为主干，呈纵行分布，由经脉分出通向全身各部位的分支称为络脉。其中，经脉包括十二经脉，奇经八脉，以及附属十二经别、十二经筋等。络脉包括十五络脉和难以计数的浮络、孙络等。

(1)经络的主要功能

①沟通脏腑：经脉和络脉纵横交错或遁形于体表或深入脏腑，可使人体五脏六腑、四肢百骸、皮肉筋骨等有机地联系起来，构成一个有机整体或完整系统，对相关功能进行协调，保持机体正常的生理功能。

②运行气血：经络遍布机体全身，经络是气血运行的通道，气血通过经络系统被运送到身体各部位各器官，以濡养机体，五脏六腑得气血营养，就能进行新陈代谢，维持机体的健康和平衡。

③防御外邪：经络能够行气血，使营卫之气密布周身，营气行之于脉内，卫气行之于脉外，对内调和脏腑，对外防御外邪入侵。

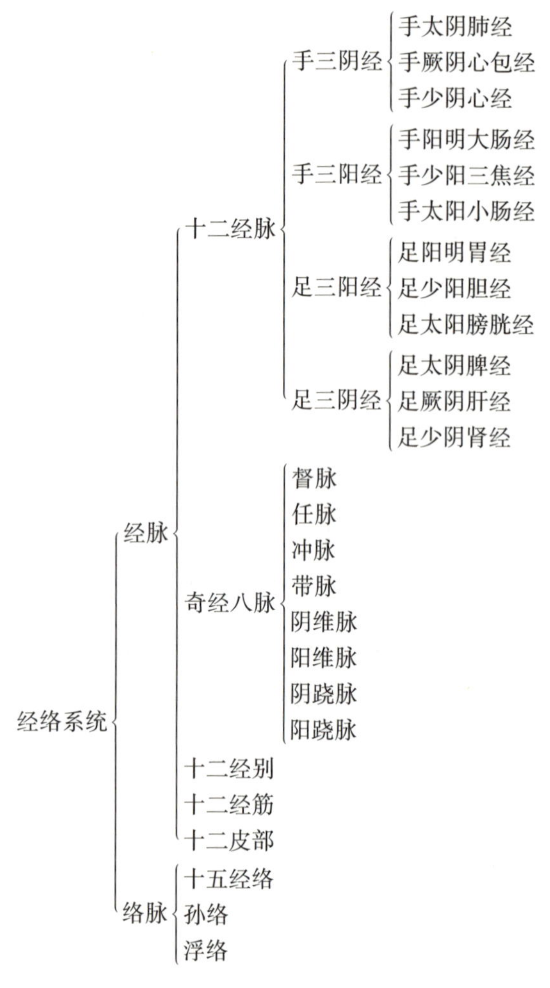

经络系统组成

④感应协调：经络不仅可以运行气血，还可以与外界互通各种信息，比如人体感受到刺激时，刺激效应就会沿着经络传导到人体相关脏腑，使相关脏腑功能发生变化，然后经络系统又将脏腑的某种变化反映出来。经络还可以调节人体的阴阳，使相关疾病出现之后通过经络进行调整，对于气血不和、气血瘀滞、阴阳偏盛或偏弱等症状，就可以发挥经络的调节修复作用。

经络	主要功能
·胆　经·	促进血液循环、调理肝脑
·肝　经·	疏肝解郁、疏泄情志、藏血
·肺　经·	主管人体的营气和呼吸系统，改善咽喉不适
·大肠经·	主管大肠蠕动，调理便秘、宿便排出
·胃　经·	调理胃部不适、面部暗黄
·脾　经·	是人体的后天之本，改善脾胃
·心　经·	主管头部活动，缓解头痛、失眠
·小肠经·	调理慢性肠炎，增强免疫力
·膀胱经·	是人体的垃圾处理站，改善腰背痛、排毒
·肾　经·	是先天之本，补精益血
·心包经·	调理心脏、心悸等相关症状，缓解胸闷
·三焦经·	主管人体内分泌和淋巴系统，改善面色

人体十二经络的主要功能

(2)穴位的主要功能

穴位是经络上的重要节点，多分布在神经末梢密集、血管丰富的地方，是身体内外信息交流的通道，身体内各个部位和器官都有自己的信息和能量，而穴位就是这些信息和能量交流的“门户”。人体穴位通常可分为十四经穴、奇穴、阿是穴等。十四经穴是指分布于十二经脉和任督二脉的循行路线上的穴位，是腧穴的主体部分，共361个穴名。这些穴位的主要功能如下：

①调节气血运行：通过刺激特定穴位可以调节经络气血，促进血液循环和气血畅通。此功能有助于改善微循环状态，缓解肌肉紧张等。

②平衡阴阳：刺激穴位可以调整脏腑功能活动，使之保持正常生理功能。对于病理状态下出现阴阳偏盛或偏弱有良好的治疗作用，穴位调理可帮助人体恢复阴阳平衡，增强自我修复能力。

③防病治病：刺激特定穴位能够增强机体的抗病能力，特别对于多种慢性疾病有辅助治疗作用，还可以有效缓解头痛、牙痛等疼痛病。通过刺激特定穴位也可以治疗睡眠，还可以预防感冒等。

④提高免疫力：通过刺激特定穴位，可以促进新陈代谢，增强人体的免疫功能，起到补肾壮阳、强身健体的功效。

⑤心理调适：刺激穴位还可以帮助人体调节情绪和心理状态，可以缓解压力、减轻忧虑、释放抑郁。

2. 沙疗对经络穴位的“推拿按摩”

一是沙疗的热导刺激效应对穴位产生“推拿按摩”，形成“沙热传导→刺激穴位→激活脉络→祛寒除湿→畅通气血→平衡机体”的“推拿按摩”机理。

二是沙子中微量元素所形成的磁场和沙子覆盖的压力同样作用于人体穴位和经络，与沙子的热能刺激形成“合力”，强化了对穴位经络的激活作用。这种激活由表及里、由浅入深，热能、磁能和压力入肤、入肌、入筋、入骨，起到升腾和发散作用。

三是沙疗对穴位经络的“调动”，不是局部的、单一的，而是立体的、全方位的。沙疗突破了传统使用穴位的数量，如果是全身沙疗，将“调动”的穴位是全部的，而且是同时“调动”、同时“集结”、同时“出征”，使身体的所有经络穴位处于被激活状态，周身的寒湿将被清除，周身的瘀堵将被打通，周身的经络“交通网”将提高工作效率，机体中的阳气恢复并扩张，身体进入良性健康状态。

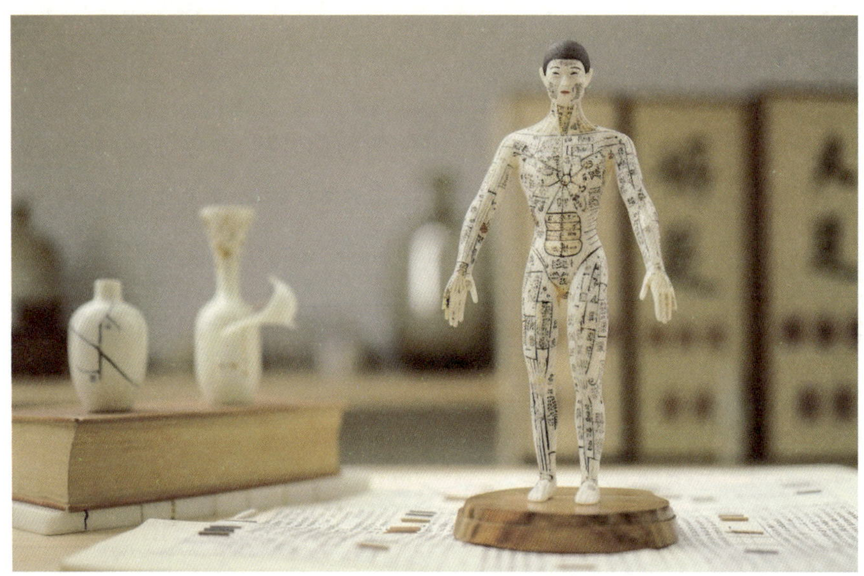

人体穴位图

四、沙疗与人体体质的关系

1. 平和体质(正常体质)

平和体质是正常体质,这类人群体形匀称健壮,面色、肤色润泽,头发稠密有光泽,目光有神,唇色红润,不易疲劳,精力充沛,睡眠质量好,食欲好,大小便正常,性格随和开朗,患病少,免疫力强。养生重在维护和保持。沙疗对这部分人群主要是调理身体,疏通全身经络、排毒养颜、强身健体。

2. 寒湿体质

寒湿体质表现为寒湿内盛,中阳受困,脾气被遏,运化失司,脾胃功能下降,脘腹痞闷胀痛,口中黏腻,不思饮食,大便溏泄。寒湿困遏阳气,易损伤脾阳,导致脾肾阳虚,妇女可引起白带增多、外阴瘙痒、痛经等症状,男性出现勃起不坚症状。体内有寒湿,因气血运行受阻,易引起疲乏、身体困重、畏寒、手足冰冷、脚踝水肿,部分人群出现面色发白、发青、发暗、发黑。此类人群可通过沙疗祛寒除湿,温养脏腑,固护阳元。

3. 气虚体质

肾是元气之根,气虚体质养肾最为重要。由于体质差,肌肉不健壮,呼吸短促,容易感到疲乏无力,情绪不稳定,容易感冒,常出虚汗。沙疗时注意控制温度和时间,沙疗后及时补充能量、帮助恢复元气。

4. 阳虚体质

沙疗可以为怕冷的阳虚体质驱寒。阳虚体质手脚冰凉、怕冷、气血循环差、排毒和吸收能力弱，上腹部、颈背部、腰腿部易受凉，大便可能稀溏，小便颜色清而量少，容易引发关节炎、肠胃消化不良、妇科炎症、性冷淡、宫寒经量少、面部无华易长斑等。阳虚体质者容易受风寒湿邪侵袭，可以通过沙疗固本培元，恢复阳气。

5. 痰湿体质

痰湿体质表现为体形肥胖，腹部肥满，容易出汗且黏腻，面部易出油，嗓子常有痰，舌苔厚，性格温和。沙疗可以促进新陈代谢，对于代谢不畅引起的痰湿体质有较好功效。痰湿体质通过沙疗，不仅可以行气活血、促进人体代谢，而且对于痰湿体质引起的高血压、脂肪肝、糖尿病也具有一定辅助功效。

6. 湿热体质

湿热体质面部和鼻尖油光发亮，容易生粉刺，口苦口臭，大便黏滞不爽，小便有发热感，尿色发黄。沙疗可以消耗体内多余能量，排泄多余水分，达到清热除湿的功效，有助于调理脾胃，清热化湿。

7. 血瘀体质

血瘀体质表现为面色偏黯，嘴唇颜色偏黯，舌下静脉曲张、瘀紫，皮肤粗糙，容易出现皮肤瘀青，牙龈容易出血。沙疗可以激活经络穴位、促进血液循环、加速新陈代谢、推动气血畅通、增强机体活力。

8. 气郁体质

气郁体质表现为情绪低沉，容易紧张焦虑，多愁善感，感情脆弱，容易感到害怕或受到惊吓，常感到胸闷。沙疗不仅能够健康养生，还可以舒活筋骨、放松身心，提高睡眠质量，非常适合情志不畅的气郁体质。

9. 阴虚体质

阴虚体质的表现症状通常有头晕耳鸣，失眠多梦，咽干口燥，心烦易怒，身体消瘦，男性可能出现遗精、早泄，女性可能出现月经提前或月经减少等。这种体质的人应当先到医院检查身体，问诊阴阳失调的病因，在医生指导下进行沙疗。沙疗属于绿色疗法，也属于物理疗法，对身体没有什么副作用，沙疗可以行气活血，祛寒除湿。

10. 阴虚火旺体质

阴虚火旺导致腰部和双下肢酸软无力，两颧潮红，并引发浑身出汗严重，有盗汗，有的口腔溃疡、脱发、须发早白、阴虚火旺伴有咳嗽痰多，痰为淡黄色的黏稠状液体，有的口干舌燥、鼻干出血；阴虚火旺还表现为心脏泵血能力增强，并出现心烦、心悸、夜不能寐等症状；阴虚火旺会引发口臭、头痛、脉弦、口干、大便干等症状，还会引发眼睛干涩、上火、视物不清等症状。此类体质的人也可以做沙疗，因其有行气活血、平衡阴阳的辅助作用。

11. 上热下寒体质

上热下寒体质的人一般会同时出现多个症状。上热表现为爱上火、口腔溃疡、嗓子痛、牙疼、流鼻血、眼睛干涩、目赤红肿、面部长痘痘、慢性中耳炎、头昏脑涨、血压高；下寒表现为肚脐以下发凉、腰膝手脚冰凉、特别怕冷、便秘或溏泄、男性阴囊冷湿、女性痛经等，还伴有明显的失眠症状。上焦满满是火，下焦一片寒气，中焦阻塞。原因是脾肾阳虚、运化不济，上下循环差。这类体质通过沙疗，温经通络，激活中焦，从而达到疏肝理气、健脾开胃、补肾养心、心肾相交、寒热相融、上下焦平衡的效果。

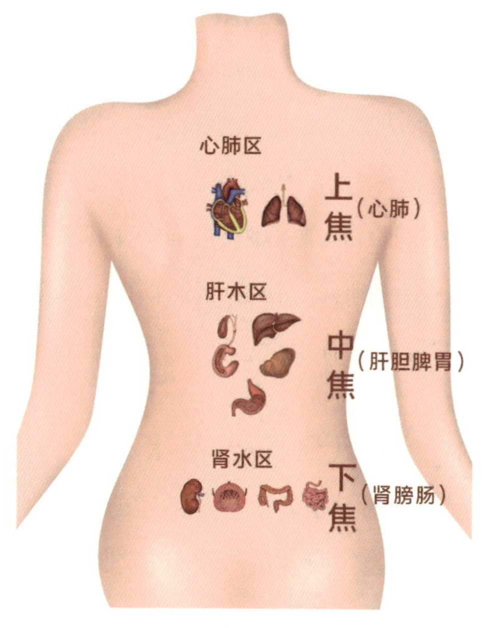

三焦

12. 过敏体质

过敏体质的人，有的皮肤容易起荨麻疹，皮肤常因过敏而出现紫红色瘀点、瘀斑，皮肤常一抓就红，并出现抓痕；有的皮肤病怕太阳强光照射；还有的因沙体中的某种物质过敏。有些过敏体质可能不适宜沙疗，有些虽可以沙疗，但沙温不宜过高，每次沙疗时间循序渐进，因人而异。建议过敏体质的人应当事先检查身体，在医生指导下进行沙疗。

五、沙疗养生祛病功效

1. 补充阳气、培元固本、暖身卫外

沙疗就其本质来讲，是吸收太阳和自然界能量为身体补充阳气的。一方面，沙疗对身体能起到一种激活、催化、通窍的作用，打开温养人体的“暖气阀”，疏通人体经络气血运行的“管道”，清除人体血管中的“淤泥”，使阳气充盈机体，新陈代谢旺盛，机体保持健康；另一方面，沙疗带来的温通经脉，打通了气血痹阻，进而产生滋补脾胃、健肾壮阳、培元固本的效果。沙疗并非治标，其功力往往在治本，这对于提高人体自我修复、防御卫外的自愈力有积极意义。

2. 祛寒除湿、畅通气血、清除瘀堵

寒气郁结与湿气凝滞是很多人身体不适的主要因素。寒湿气对人体的伤害主要是它们阻塞了身体的经络，造成血脉不通，微循环发生瘀堵，诱发各种疾病。沙疗通过其热力、磁力、压力可以激活机体的深层组织，使毛细血管扩张，微循环畅通，新陈代谢加快，体内深层组织积存的寒邪、湿邪、毒邪随汗液排出体外，血管沉淀的“淤泥”也随汗液排出体外，具有“拔根”的作用。有“沙友”说，他开始沙疗的前3天，排出的汗液是黏稠的，沙子黏在皮肤上都不好清洗，3天之后排出的汗液不黏了，呈水流状。这也印证了沙疗在这方面的功能。

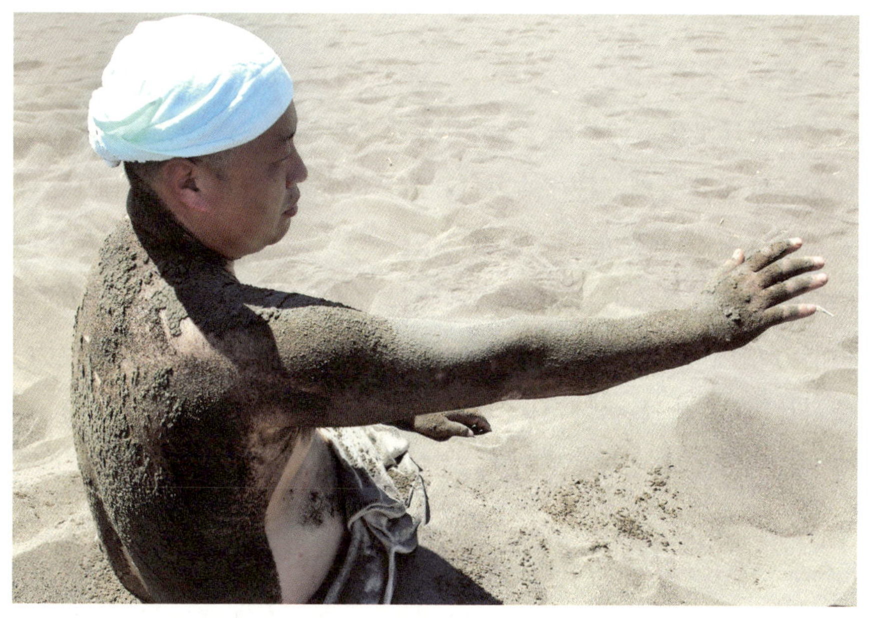

"沙友"沙疗　　（刘健摄）

3. 平衡人体酸碱度、阴阳、体重

日常生活中，人体由于营养过剩或不健康的生活习惯，加之代谢功能下降，体内堆积了大量酸性物质或酸性废物，从而使人的体质变酸。与人体酸性环境相伴生的有阴阳失衡，体内阳元不足，阴寒、阴湿、阴浊偏盛。不仅如此，还伴有身体虚胖等现象。沙疗过程中，人体和沙体进行大量的物质交换，一方面沙疗把人体内大量的酸性废物随汗液排出体外，另一方面沙体中的铁、钙、钠、磷、镁、铜、锌、硒等矿物微量元素通过皮肤被身体吸收，从而中和或改变了原有的酸性体质，有助于平衡人体的酸碱度。通过沙疗，可以改变体内阴盛阳衰的状况，阳气的上升使体内由阴阳失衡达到阴阳平衡。通过沙疗还可以燃烧脂肪、减轻体重。

4. 改善微循环、促进代谢、提高免疫力

微循环是生命的基础。身体中的这些纵横交错的“大街小巷”是机体新陈代谢的基础。沙疗的力量和能量能够通达全身的毛细血管，即便是深层组织，持续的沙疗也可以把能量传导到深层细胞。微循环的活跃必然促进机体的新陈代谢，新陈代谢的旺盛也必然提高细胞的再生能力，细胞再生能力的提高又必然会增强人们的体质，提高免疫力，使身体健康、壮硕。沙疗还有助于血液胆固醇降低，血沉沉降速度减慢，保护血管。

5. 调节神经系统、改善睡眠、提高记忆力

沙疗过程是全身机体组织细胞处于一种被激活的状态，会产生舒

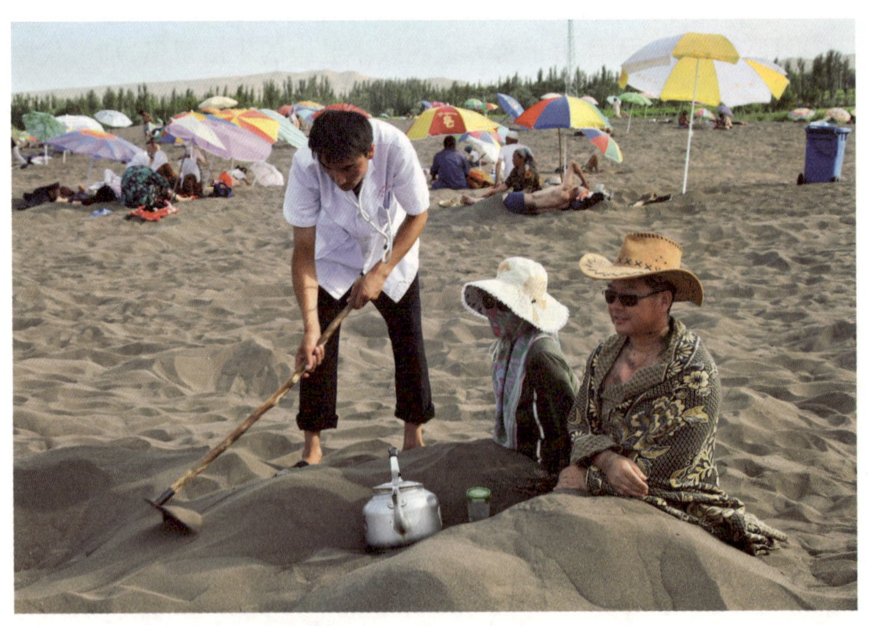

沙疗医师帮助“沙友”埋沙 （刘健摄）

筋活络、百脉流通的效果。阳气的充盈、气血的畅通，使得机体的神经系统，特别是末梢神经得到温养，神经细胞的代谢功能得到修复和加强。这样，身心就能放松，压力也能够减轻，还可以改善人们的睡眠，延长深睡眠时相，缩短浅睡眠时相，提高睡眠质量。睡眠好了，人的记忆力就会好转，精力也能专注和集中，工作和学习效率也能提高。

6. 排毒养颜、美体塑身、延缓衰老

沙疗期间，会有大量汗液集中排出，又有大量的水分进入，排出来的是垃圾和废物，喝进去的是新鲜水，身体处于"大换血"状态。这样的物质大交换和深层排毒，使得体内和肌肤存在的毒素得到清理和排出，有利于改善肤质，活化肌肤细胞，增强皮肤弹性，清除沉积的色斑，使肌肤表层的微循环畅通，肌肤能够充分吸收水分和营养，提

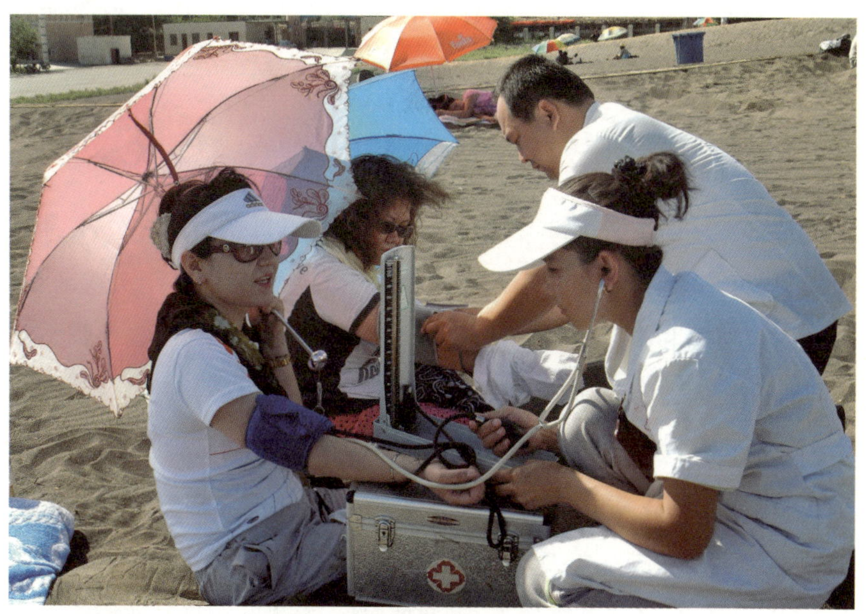

沙疗医师监测"沙友"体征　　(刘健摄)

高肌肤细胞的再生能力，让人展现年轻态，延缓衰老。此外，沙疗能够促使身体细胞在人体静止状态下进行自体运动，这种运动会燃烧脂肪，这种脂汗会大量排出体外，减肥减重。根据研究表明，人体每流出500 mL汗水，相当于慢跑了10 km的运动量，而每1 mL的汗水，所消耗的卡路里，竟然高达0.55 kcal的热量，所以坚持沙疗可以让体形变得完美。

7. 健脾养胃、促进消化、改善便秘

脾主运化，脾阳不足会导致人体食欲缺乏、腹胀、腹泻、便秘等身体不适。脾阳虚弱，失于温运，阴寒内生。沙疗可以改善脾阳不足的问题，脾阳具有温煦及促进脾气运化上升的生理功能，对于维持脾的运化、升清、统血功能的正常发挥有重要作用。脾阳如果充盛，水谷入胃而能腐熟，清浊相分，其清者随脾的阳气之升而上输于心肺，浊者经胃下行并排泄。因此，沙疗具有健脾益胃、促进消化、改善便秘的作用。

8. 治已病、治未病、改善亚健康

适合沙疗的疾病比较多，凡是因体内寒湿气过盛引发的疾病，都适合进行沙疗。根据吐鲁番市某医院沙疗中心几十年的临床实践来看，沙疗对风湿性和类风湿性关节炎，颈椎和腰椎病，关节肿胀，手脚小关节疼痛和炎症，轻度和中度寒性腰痛，“老寒腿”，慢性肾脏疾病，手脚麻木和冰凉，坐骨神经痛，强直性脊柱炎，白癜风，膀胱炎，膀胱麻痹，软骨增生，湿寒性肠胃病，肌肉萎缩僵化，神经衰弱，偏头痛，耳鸣，小儿麻痹，脚臭，手指和脚趾皲裂，男性阳痿、遗精、早泄，妇科中的白带增多、痛经、月经紊乱、子宫和附件炎，以及糖尿病、轻度和中度高血压等疾病

都有疗效(有的效果十分明显)。

沙疗还可以治未病。《黄帝内经·素问·四气调神大论》云:“上工治未病,不治已病”。治未病包含两层意思:

一是未病先防。未病先防是通过沙疗促进养生,包括法于自然之道,调理精神情志,保持身体阴平阳秘。

二是既病防变。对已经生病了的就要通过沙疗,控制和防止疾病的进一步发展。

沙疗是一种很好的养生方式,通过沙疗及时祛寒除湿,防止寒湿气在体内凝滞;通过沙疗使经络血脉始终保持畅通,微循环充满活力,新陈代谢保持旺盛;通过沙疗及时排毒清瘀,使身体阳气充盈,免疫力不受损耗。这样,就会很好地改善很多人存在的亚健康状态,使身体充满生机与活力。

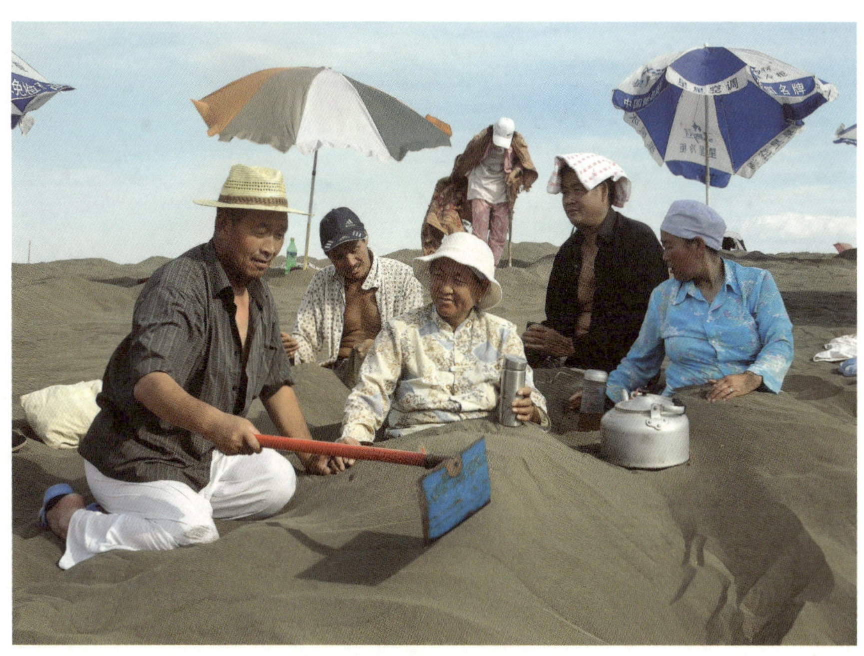

“老沙友”沙疗养生 (刘健摄)

9. 调适心理、修复情绪、改善精神状态

沙疗不仅对血压、呼吸、脉搏、心率、神经、血管有调理作用，还对人的心理、情绪和精神状态有调适作用。人的精神状态与身体内的阳气有着密切关系。这个“气”就是人体的生物波，阳气过旺和阳气偏弱都会影响人的心情和情绪。生物波偏高，情绪容易激动；如果偏低，则易抑郁。沙疗可以双向调节人体生物波。在沙疗过程中，身体可以释放压力、放松情绪、缓解疲劳、减少焦虑。通过沙疗的调适，使身体实现阴阳平衡，恢复往日活力。

第五章 沙疗的方式方法、步骤和注意事项

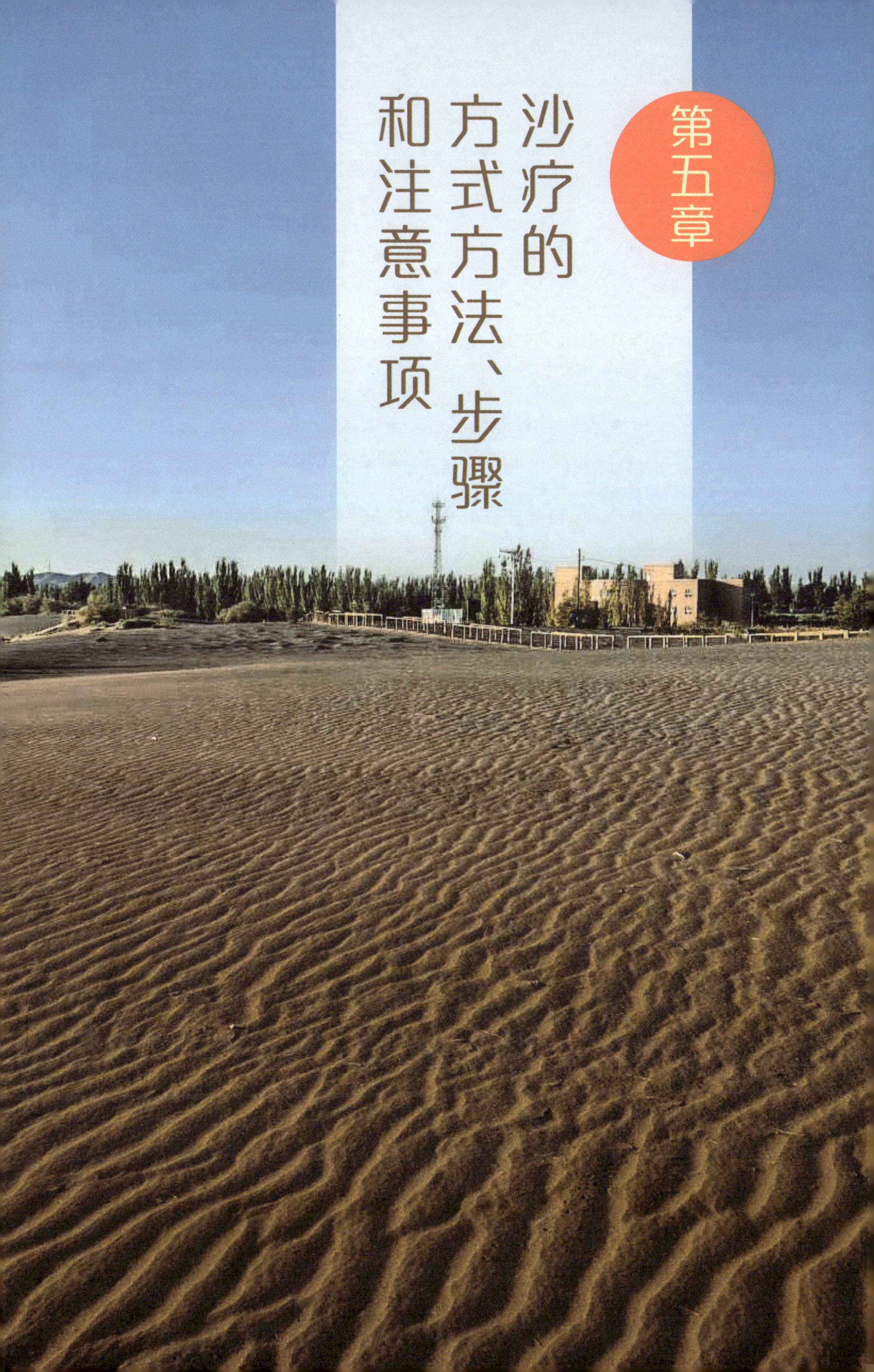

阳气是生命的动力、活力，也是人体的抵抗力、免疫力。

只要在沙疗过程中，遵循其规律，把握其机理，注意其利弊，就能产生养生祛病的良好效果。

当然，我们对沙疗的认知还是初步的，需要在实践中不断地探索其更为广泛、深入的养生“密码”。

一、沙疗的方式方法和步骤

1. 沙疗的方式方法

(1)全身埋

先测血压，血压正常情况下，热沙覆盖四肢、后颈、肩部，腹部不宜太厚，两腿夹角呈“A”字形，每3分钟左右身体要微动一下，让热沙流入贴身，全身埋一般1次10~20分钟，根据身体情况，或再短一点，或稍长一点。全身埋之后需及时补水，需休息30分钟后再继续埋第二锅。

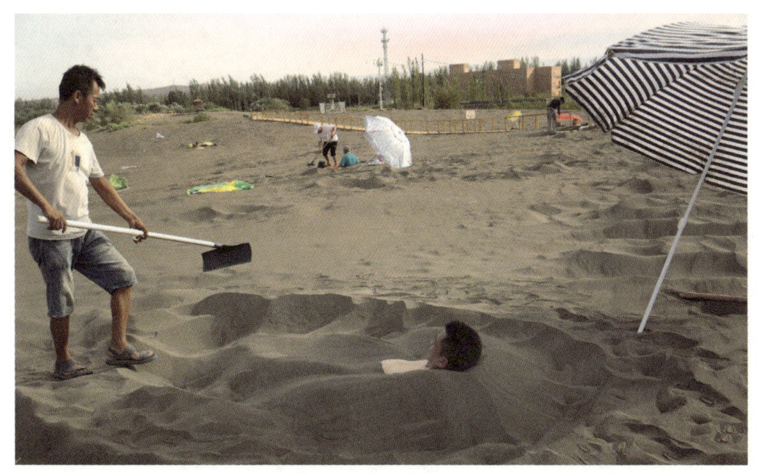

全身埋沙　　（黄彬摄）

(2)半身埋

先测血压，热沙只埋下肢、腰部，两腿夹角呈“A”字形。半身埋可以持续20分钟左右，每3~5分钟身体微动一下，让热沙流入贴身，半身埋期间同时补水。半身埋之后休息20~30分钟，然后继续埋第二锅。

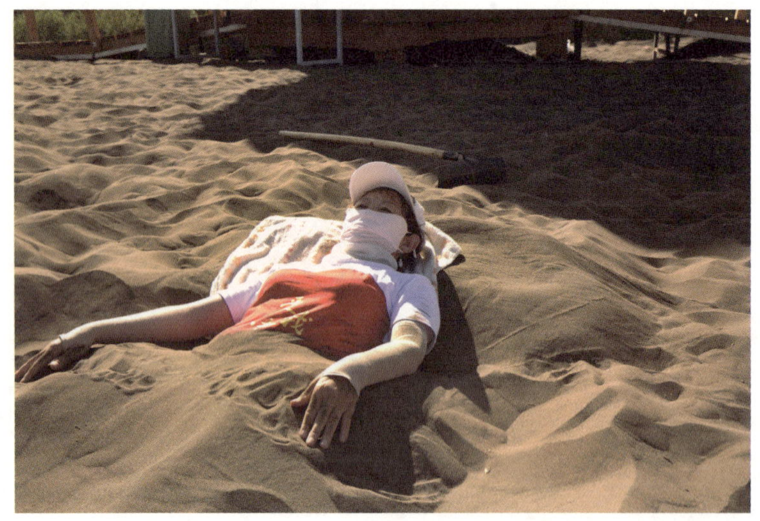

半身埋沙　　（黄彬摄）

(3)趴沙

趴沙适用于胃寒或胃阳不足。其方法是:把热沙堆在一起,人体趴在沙堆上,让沙子的热流导入脏腑,也可以在沙堆上铺一张薄床单,趴沙20分钟左右。

通常先全身埋1次,然后半身埋1次,最后再趴沙即腹贴沙1次。身体较弱者,建议1天只埋1次(半身埋);身体适应者,建议每天上、下午各埋1~2次。

2. 沙疗的步骤

第一步:先咨询相关医生,确认自己是否适合沙疗。

第二步:选择适合的沙疗地点。

第三步:进入沙疗中心(站点)后,与沙疗专业人员进行交流,熟悉沙疗方式、沙疗步骤、沙疗禁忌和注意事项。

第四步:选择沙疗方式,全身埋、半身埋、趴沙。

第五步：准备沙疗用具和备水。

第六步：挖出1～2个沙坑，坑长160 cm左右（根据身高）、宽80 cm、深35 cm左右，将表层沙子与深层沙子掺在一起，根据自身的耐热程度，使沙子温度控制在40～42℃。先用一个沙坑，埋完一锅后，再启用下一个沙坑。埋沙时间为：全身埋10～20分钟，半身埋20～30分钟，趴沙20分钟左右。注意根据埋沙方式及时补水。

第七步：埋沙结束时，清理身体表面沙子，之后着长袖、长裤、袜子、帽子返回驻地房间，并做到不吹空调，有风湿病的人不洗澡。让身体毛孔自然闭合、防止风邪侵入。

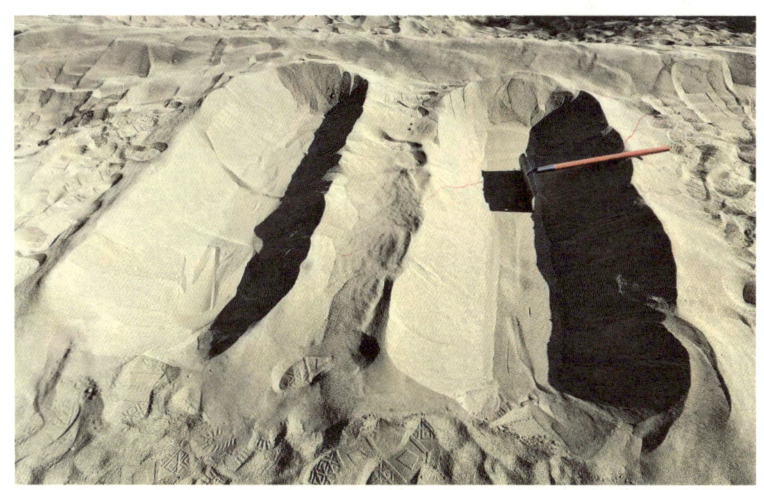

沙疗场地准备　（张文全摄）

二、沙疗注意事项

(1)沙疗的时间,在吐鲁番应选择在6月初至8月底期间,老年人为了防止高温影响,最好选择在6月中上旬或8月中下旬,避开7月的高温期,中青年人在这期间可根据自己的工作安排灵活确定。

(2)确定时间后,要预先选择干净、干燥的沙疗地点,并有必要的医疗生活保障。

(3)沙疗前,应准备大水杯(1.5 L左右)、拖鞋、帽子(遮阳帽)、毛巾、遮阳伞、墨镜、血压器、糖果(低血糖的人)、薄麻或薄棉长袖睡衣裤(两套)等,体弱者备丹参丸等。

(4)吐鲁番中午气温过高,沙疗应选择在上午11:00~13:00进行,下午应选择在17:00~20:00进行,避开正午气温高、沙子温度高、太阳紫外线辐射强度高的影响。

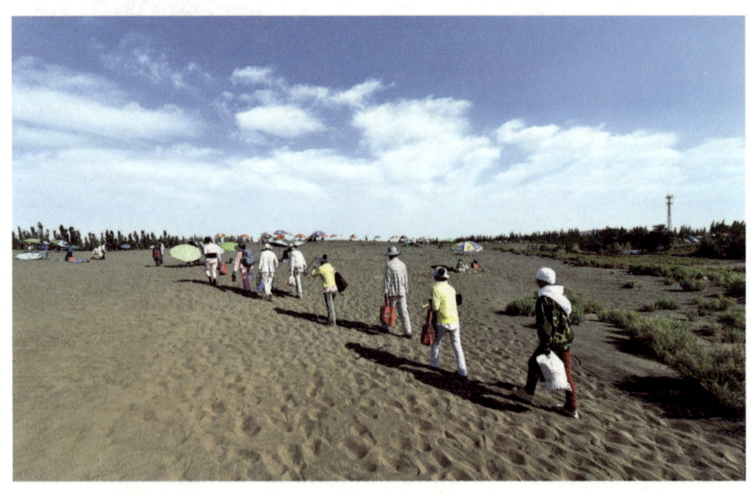

“沙友”进入沙疗区　　(刘健摄)

（5）进入沙丘或沙池时，不要赤脚，应穿拖鞋，避免烫伤，此时沙子表面的温度高达80℃左右。

（6）沙疗需防皮肤灼伤，也可以穿薄袜、薄内衣等。

（7）进入沙疗区后，先了解沙子的温度，然后把腿脚埋入沙中，以适应高温和沙热，再逐步扩大埋沙部位。

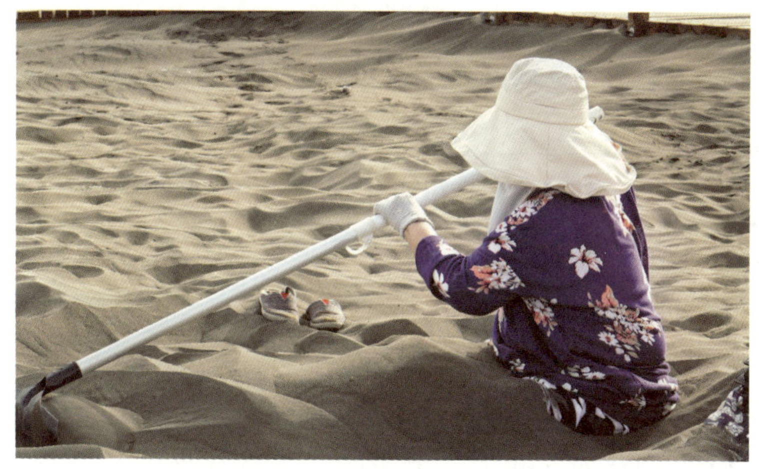

腿部埋沙　（黄彬摄）

（8）埋沙埋到肚脐部位比较合适，胸部最好不埋或少埋，如果胸部埋厚沙，其压力作用于胸腔，心脏的正常跳动会受到压力，此时会出现胸闷、心慌、呼吸困难等症状。

（9）沙疗期间，一般上午埋1～2锅，下午埋1～2锅，中间休息也要在30分钟左右。身体虚弱的人可以选择上午或下午，每天只埋1次。间隔休息时间进行补水，等身上的湿沙干了以后，再埋下一锅。沙疗时间也不宜过长，否则，出汗量太大，体能消耗太多，钠、钙、铁等微量元素流失太多，会对体液和电解质的平衡造成影响，从而影响身体健康。

（10）沙疗期间为防虚脱、防中暑，应注意及时补水（温开水或淡茶水)。

(11)沙疗时,患者皮肤会出现红疹等现象(排毒过程),这种情况适应几天会逐渐消失。如果比较严重,应停止沙疗,马上就诊。

(12)高血压病患者在沙疗时要特别注意监测血压,防止危险情况发生;心脏病等心血管疾病患者要控制沙疗时间和时段,需有专人陪护沙疗;糖尿病患者要穿薄衣裤进行沙疗,并注意观察皮肤变化,防止因其皮肤神经敏感度下降、皮肤调节温度功能减退而使患者发生灼伤。

(13)对于有基础病、年老体弱、行动不便的患者,在治疗颈肩腰腿病时,不宜采用全身埋沙治疗方法,一般应选择局部埋沙,沙疗时要有医生指导和专人陪护照顾。

(14)沙疗期间不能饮酒。

(15)不宜吃生冷、坚硬的食物,忌饮用冰镇水、冰激凌、雪糕等冷冻食品,同时不宜直接食用刚从冰箱取出的食物或饮料。

(16)沙疗期间不宜暴饮暴食或过度补充营养,也不宜饮食过于清淡(见沙疗饮食)。

(17)埋沙时间不宜过长、频次不宜过多(见沙疗程序)。

(18)沙疗后要把身上的湿沙清理在沙丘或沙池,不要带回宾馆或清理在池外。

(19)埋沙结束后禁止使用空调。

(20)有风湿病的人不允许洗澡;养生保健的人在沙疗结束4小时后可洗水温不低于40℃的热水澡。

(21)身体健康的少年儿童不宜沙疗(患病除外)。

(22)妇女经期不宜沙疗。

三、沙疗+盐浴

1. 盐浴的作用

“沙疗+盐浴”是一组科学合理的搭配。为了巩固沙疗祛寒除湿的效果，防止风寒湿二次侵入人体，有必要在沙疗周期结束时进行1次盐浴。其理由是，通过盐浴，利用盐水中钠离子的作用及其高渗透性，使沙疗期间张开的皮肤毛孔能够迅速收敛和闭合，毛孔封闭后，就能有效防止风寒湿入侵。

2. 盐浴的操作方法

第一步：准备浴缸（盆）、结晶碱盐等。

第二步：先烧一壶开水，按照15∶1的水盐比例溶解盐水，在小盆里

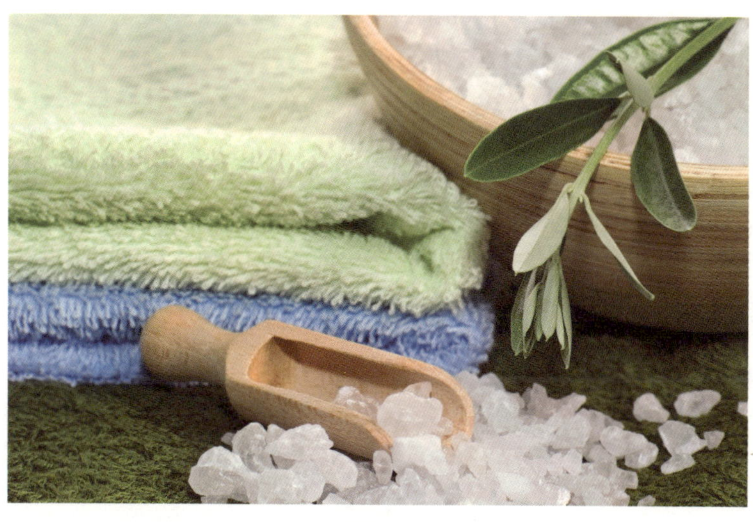

结晶碱盐

将所需结晶碱盐充分溶解(泡5~10分钟),再将溶液倒入浴缸(盆)进行稀释。

第三步:调好浴缸(盆)浴液水温,根据自己的耐热习惯,温度一般掌握在38~40℃。

第四步:泡盐浴,时间一般掌握在20~30分钟。盐浴后应得到充分的休息,起到养生保健作用。

3. 盐浴禁忌

需要注意的是,盐浴有养生保健作用,但也不是适合所有人。例如:皮肤有破损、患有某些皮肤病或者高血压等疾病的人群需要谨慎使用盐浴,或者在医生的指导下进行。

四、沙疗禁忌

（1）严重心肺疾病、肝肾功能衰竭、糖尿病引发的肢体感觉异常、三级高血压、中重度贫血、不宜长时间在阳光下照射的皮肤病、皮肤有外伤或溃疡、严重过敏体质等患者，孕妇、经期妇女，以及医生认为在沙疗环境中容易造成身体损害和危险的其他疾病，特别是自身带有衰竭性疾病的，此类人员不宜沙疗或需在医生指导下沙疗。

（2）沙疗期间容易感染风寒，沙疗过程中会使身体的毛孔处于开张状态，寒湿气很容易侵入，因此，沙疗期间和沙疗结束一周内禁止吹空调，防止寒湿邪气二次侵入，加重病情。患有风湿病的人沙疗结束后应避免长期吹空调。沙疗结束后，不宜马上乘坐飞机、高铁、火车、长途汽车、公交等，因为这些交通方式均有空调。

（3）沙疗期间禁止洗澡，沙疗后应盐浴，然后再有3~5天的恢复期，这样，身体的毛孔就能完全闭合。

（4）沙疗期间需要禁酒，酒精会扩张血管，再加上沙疗的高温作用，容易造成休克。

（5）身体虚弱的人在沙疗期间容易出现中暑、脱水或其他原因的头痛、恶心、胸闷、心跳加快、气短不适等症状，应立即停止沙疗，马上就医诊治（医生未到之前，应让患者稳妥安排在阴凉通风处躺平，并反复按压人中穴、太阳穴、合谷穴或服复方丹参丸）。

（6）过劳、过饿、过饱都不宜沙疗，容易引起不良反应。

（7）沙疗不宜时间过长、埋得过深、覆盖面积过大，应避开中午高温时段。

(8)年龄过大或过小,不宜在极端高温环境下进行沙疗。

(9)沙疗期间忌饮各类冷饮,忌食生、冷、硬和不新鲜的食物。

(10)沙疗期间要注意合理饮食,控制食量。沙疗时会消耗身体大量的热量,特别容易产生饥饿感,甚至食欲大增,这时如果大吃大喝、暴食暴饮,就必然会快速增加体重,造成肥胖,抵消沙疗的效果。

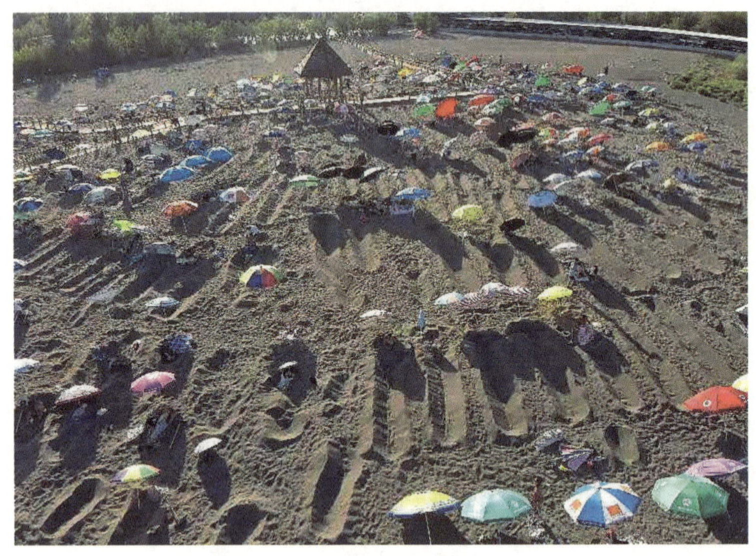

沙疗中心场景　　　　(武恒文　毛善智摄)

五、沙疗饮食

沙疗期间，身体每天都要大量排出汗液，不仅容易出现机体缺水，而且会造成微量元素流失，导致体内电解质失衡，严重的还会出现虚脱。因此，沙疗期间除及时补水之外，还要及时补充微量元素和营养物质。

1. 注意电解质平衡，及时补充微量元素

电解质是人体内带电荷的微量元素，主要包括钠、钾、钙、铁、锌、镁、铜、氯、硒、铬、磷等70多种，其中主要的有14种。这些微量元素在体内不能自己产生与合成，需要由食物来提供。

(1)电解质在人体内发挥着重要的生理功能

一是能调节细胞内外的离子浓度，维持细胞的电位平衡。

二是能参与神经细胞信号的传导，保持神经肌肉的功能。

三是参与酶、激素和维生素的形成，以及影响核酸的代谢。

四是参与体液酸碱平衡的调节，维持血液pH值的稳定。

五是通过其渗透压作用，调节体液的分布，预防脱水和水肿。

六是促进骨骼生长，支持肌肉收缩，维持心脏和骨骼肌的正常生理功能。

(2)微量元素的食补途径

电解质失衡可能会导致不良的健康问题，需要通过食物来补充这些微量元素。这里简要介绍几种主要微量元素的食补途径。

①补钙食物：

a.奶制品类，包括牛奶、羊奶、驼奶等鲜奶类，以及奶粉类、酸奶和乳酪类，这些都是补钙的佳品。

b.豆制品类，包括各种豆类、豆浆、豆腐等。

c.海鲜类，如鱼、虾、海参及其他海产品（水产品）。

d.蛋肉类，如牛羊肉、鸡肉、鸡蛋等。

e.坚果类，如核桃、杏仁、芝麻、花生等。

f.补钙离不开太阳，阳光中的紫外线能促进人体维生素的合成，维生素D又有助于钙的吸收。因此，既要多晒太阳，又要多吃富含维生素D的食物。

②补钾食物：

a.水果类，如香蕉、红枣、杏、哈密瓜、葡萄、橘子、橙子、猕猴桃等。

b.谷豆类，如小麦、玉米、黄豆、红豆、绿豆、黑豆、芸豆等。

c.蔬菜类，如竹笋、苋菜、芹菜、菠菜、山药等。

d.菌菇类，如香菇、平菇、金针菇等。

③补锌食物：

a.肉类，牛肉、羊肉、猪肉、鸡肉等，是补锌的主要来源，其中牛肉的含锌量比较高。

b.海鲜类，贝类、虾、蟹、牡蛎、带鱼等海鲜，也是补锌的来源之一。

c.蛋奶类，蛋黄中含有丰富的锌，吃蛋可以补锌；牛奶、酸奶也能补锌。

d.豆类，豆腐、豆浆、豆芽等豆类产品也是不错的补锌食物。

e.坚果类，杏仁、核桃、腰果、松子、花生等坚果，含锌较为丰富。

f.全谷类，面粉及大米、玉米、小米、燕麦、藜麦等谷类食物也能补锌。

g. 果蔬类，胡萝卜、南瓜、西兰花、茄子、大白菜、芹菜、洋葱、苹果、香蕉等也能补锌。

④补铁食物：

a. 动物肝脏富含铁元素。

b. 肉类、鱼类、禽类等是补铁的重要来源之一。

c. 蛋类、奶类、海鲜类也能补铁。

d. 全谷类食物也含有铁元素。

e. 菠菜、芹菜等蔬菜以及樱桃、菠萝、桑葚、葡萄、火龙果等水果也是补铁的好食物。西红柿、胡萝卜富含维生素C，能促进铁元素的吸收。

f. 葡萄干、红枣、花生等干果也可以补铁。

为了避免雷同和赘述，这里只列举了四种微量元素的食补方案。如果你的食谱能覆盖上述所有的食补种类，那么其他人体所需的微量元素同样同时都能得到补充，因为每一种食物所含的营养成分都不是单一的，而是多种类的。所以，在食用一种食物时会同时补充几种微量元素。

2. 注意饮食搭配，及时补充营养

沙疗期间补充营养物质非常重要，这里提供几个沙疗食谱供参考。

早餐：牛奶或豆浆、营养粥、牛肉、鸡蛋、干果、蔬菜，适量全谷类主食。

午餐：羊肉或牛肉、鱼、虾，以及各类蔬菜、水果，适量全谷类主食。

晚餐：土鸡汤、鱼、虾、蔬菜、水果、干果，适量全谷类主食。

根据身体状况和医嘱，可进行特殊补养。

六、影响沙疗效果的因素

1. 沙疗效果与患者的体质有关系

体质好的人，沙疗调理就见效快；体质差的人，沙疗见效就比较慢，沙疗的疗程就要长一些。

2. 沙疗效果与患者的脾气有关系

脾气平和的人，沙疗见效要快一些；脾气急躁、易怒、易生气的患者以及心情沉重、情绪低落的人，沙疗见效要慢一些。由于这种不好的脾气和心情会导致阳邪，构成虚火上行于心、肺、脑，使上焦受损，热不下行，火不归元。

3. 沙疗效果与患者的日常习惯有关系

一些患者日常起居无规律、无节制，暴饮暴食、天天熬夜饮酒、次日睡懒觉，饮食无规律，这类人群沙疗见效缓慢。即使通过沙疗补点阳气，熬夜也会消耗了，因为子夜时分是阳气最弱、阴气最盛的时候，阳元最怕熬夜。就好似有缝隙的水桶一样，一边加水，一边漏水，这样能有效果吗？

4. 沙疗效果与患者的沙疗疗程有关系

一些患者或养生者，往往静不下心来，有的急功近利，沙疗两三天，一看还没见效就打退堂鼓了，不再坚持；有的因工作或生意繁忙，不能完成沙疗疗程，治疗几天就走了，半途而废，效果不佳。

5. 沙疗效果与患者的沙疗方式有关系

如果患者没有很好地阅读和学习沙疗知识，不掌握沙疗的方式和步骤，不清楚沙疗的注意事项和禁忌，而是随心所欲，这样就收获不到良好的沙疗效果，甚至会对身体产生负面的影响。

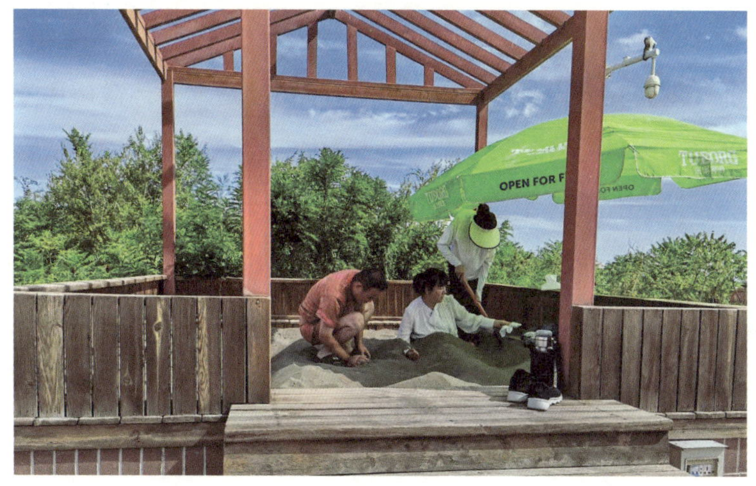

腰腿部埋沙　　（张文全摄）

七、沙疗问答

问答一:沙疗过程中大量出汗会损耗身体内的元气吗?

答:如果体内已有寒湿邪气,因为怕大量出汗而使元气受损,那么寒湿邪气就会在体内长时间滞留,这样不但会造成身体微循环障碍和气血瘀堵,而且也会损耗元气,并使机体产生寒湿痹证。孰轻孰重、熟利熟弊?除非你身体完全健康,体内无寒湿邪气,无须进行沙疗。此外,沙疗排汗本身就是排除体内积累的代谢废物和毒素,具有激活组织细胞、畅通气血循环、增强免疫力的作用,特别是在沙疗过程中,太阳的照射为身体注入了"纯阳"。如果治疗者不遵守沙疗规律和注意事项,就会适得其反。

问答二:随机在不同区域找一处沙漠进行沙疗是否可以?

答:沙疗效果取决于当地的气候、气温、湿度以及沙子的质量。吐鲁番地区属于气温极热、气候极干、海拔极低区域,而且其沙子质量比较理想,如果其他区域的沙漠(沙丘)也具备同样的条件,那么该区域也是可以进行沙疗的;但如果不具备吐鲁番地区的条件,如沙温不高、沙子里有湿气,那该地区则不适宜埋沙;许多地方虽然天气炎热,沙丘表面温度较高,但沙体 5 cm 以下是凉的,同样,也不具备沙疗的条件,不适宜埋沙。

问答三:室内沙疗与室外沙疗有区别吗?

答:室内沙疗与室外沙疗是有区别的。

室内沙疗是在室内沙疗床上进行的,室内沙疗床具有远红外线的加热系统。远红外线有较强的渗透力,这种热能渗入皮下,使皮下组织升温,给予细胞活力,这种发热原理类似于身体运动后的发热,使人体有舒适感。

室外沙疗是在户外沙丘上进行的,又叫"天疗"或"天灸"。万物生长靠太阳。室外沙疗的热能全部来源于太阳的光热,太阳的有益光线——红外线有很强的渗透力,太阳光线中的其他有益光对身体也有好处。这种沙疗有"四力",即太阳的光力、沙体的热力、微量矿物元素的磁力和沙子覆盖的压力。"四力"同发,作用于机体,可以温通血脉,驱寒除湿,排毒养生。

问答四:沙疗与中西医治疗会产生矛盾吗?

答:沙疗完全是一种纯天然的物理疗法。一般来说,与患者正在进行的中西医治疗没有什么冲突,反而会起到配合、辅助的作用,特别是对风湿类疾病的患者有明显的疗效。而且中医的推拿、刮痧、拔罐等疗法与沙疗又有异曲同工之处。但是,如果患者身体非常虚弱,有严重的基础病或患者处于手术前后,以及其他特殊情况则不宜沙疗,或遵医嘱。

问答五:沙疗的疗程如何掌握?

答:如果是身体健康的人,出于养生保健的需要,沙疗一般3天左右即可;如果寒湿邪气侵入皮肤,沙疗则需要7天左右;如果寒湿邪气已侵入肌肉，沙疗则需要10天左右；如果寒温邪气已侵入筋骨，则需要20天左右，并且需要每年持续进行沙疗。

问题六：身体健康的人，有必要沙疗吗？

答：身体健康者，可以做沙疗，也可以不做沙疗。因为沙疗既"治已病"，也"治未病"。治未病即起到养生预防和强筋壮骨的作用。

第六章 沙疗案例

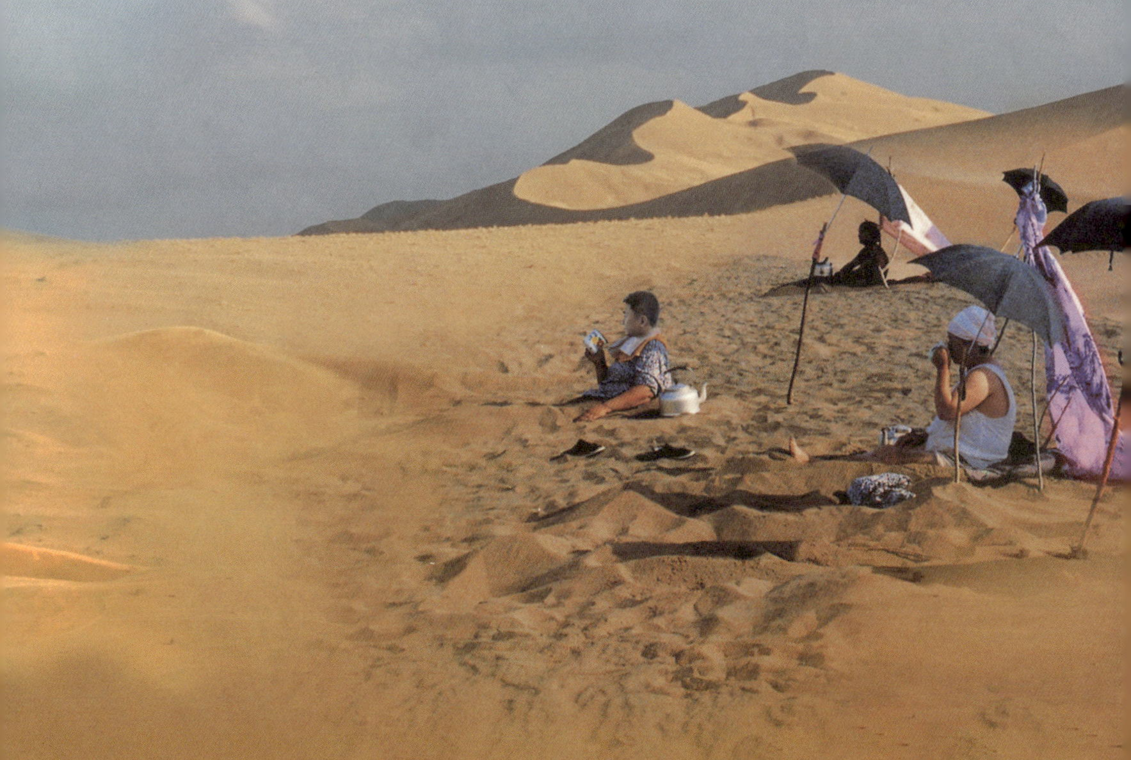

百闻不如一见。

百言不如一试。

“沙友”们沙疗的切身体会，就是沙疗功效的生动展示。

这些案例是在众多“沙友”中采撷的点滴和片段，虽然不能全面、深刻、立体地解析沙疗内涵的全貌，但是，至少打开了通向沙疗养生未知领域的一扇窗户。

我们深信：沙疗会成为未来人们高质量养生的一种选择、一种方式！

案例一 “沙疗让我们找到了‘新生’的感觉”

李先生,56岁,汉族,新疆乌鲁木齐市人;周先生,39岁,汉族,浙江丽水市人;刘先生,45岁,汉族,福建莆田市人。他们是合作伙伴,从事宝石、玉石生意,此行一起沙疗。

【病因】

长期吹空调,经常熬夜、饮酒、抽烟、食用冰冷食物。

【沙疗前症状】

李先生:1997年夏天到深圳做生意,一天到晚吹空调,导致肩关节、肘关节和膝关节疼痛,影响睡眠,全身湿气较重。

周先生:长期工作在玉器城,夏天长期吹空调,导致肩周炎,胳膊抬高后伸有疼痛感。还经常饮酒、抽烟、食用冰冷的食物,导致脾胃功能下降,食欲受到影响。

刘先生:长期工作在玉器城,夏天长期吹空调,经常熬夜打牌、饮酒、抽烟、食用冰冷食物,导致上身起红疹子,眼睛发黏,眼屎增多。身体出现“亚健康”。

【沙疗后效果】

李先生自述:自己认识到了养生的重要性,听说吐鲁番沙疗养生保健效果好,2021年开始沙疗,经过几年的沙疗,感觉到身体不沉重了,精气神足了,对前列腺有好处,还有壮阳作用。目前,血压、血糖、血脂等各项指标都很正常。于是就叫上朋友来吐鲁番埋沙。

周先生自述:通过2024年8月6天埋沙,肩周炎明显得到缓解,现在胳膊前后转动疼痛明显减轻。之前出汗只感觉到热,沙疗第1天出的汗像黏液一样,汗液和沙子黏到身上擦不下来,好像泥巴一样。沙疗第3天出汗的时候可以感觉到汗水是从毛孔里流出来的,不黏了,也好清洗,皮肤也感觉光滑了。现在食量是之前的1倍,浑身感觉都轻松了。

刘先生自述:通过埋沙6天,身上的红疹颜色逐渐变淡,大部分红疹消失。

我们的共同体会是:沙疗让我们找到了“新生”的感觉。

案例二　“沙疗太神奇了！挽救了我们的家庭”

朱同学，12岁，汉族，女，小学生，江苏苏州市人，外公和妈妈带她到吐鲁番沙疗。

【病因】

2023年，朱同学在上体育课时不慎被同学推倒，头颈部受到重创。出现头颈部向右下方畸形倾斜，先后在温州各专科医院、上海某医院就诊，经检查明确诊断为寰枢关节脱位。

【沙疗前症状】

朱同学出现头颈部向右下方畸形倾斜，逐渐压迫神经，发展到无法站立，只能躺在沙发或床上，生活不能自理，并且日渐消瘦。朱同学父母四处求医，先后在温州、上海各大知名专科医院就诊，几家医院最终给出两种治疗方案：一种是手法复位；另一种是手术治疗。各医院医务人员均向朱同学家属说明了两种治疗方案可能出现的并发症和意外情况：

一是手法复位风险极高，稍有不慎有可能导致高位截瘫。

二是手术钢板固定治疗，同样可能存在出血感染、高位截瘫等并发症、后遗症。

朱同学父母非常焦急，不愿看到孩子的意外情况。后来到新疆某医院，找到全国脊椎科知名专家，诊断如上，不建议手术治疗，并建议保守治疗，即用沙疗法试一试。

【沙疗后效果】

2023年6月初，朱同学外公抱着试试看的心态背着她来到吐鲁番市某医院沙疗中心接受沙疗。通过2个多月在沙疗中心埋沙，第2周朱同学逐渐可以站立，颈部可以直立半小时之后脖子继续向右下方倾斜；第4周朱同学可以迈腿走路，颈部可以保持直立状态；第7周朱同学颈部可以保持直立状态并自由活动，行走自如基本恢复。直至第9周结束沙疗，到医院复查，CT显示头颈部已完全恢复。2024年6月，他们继续来吐鲁番沙疗，巩固治疗效果。

朱同学母亲自述：我们开始也没想到通过沙疗可以治愈，只是抱着试试看的想法，也没有任何办法了。后来将孩子带到上海某医院复查，CT也显示颈部已完全恢复，告诉专家是在吐鲁番通过2个多月的埋沙治疗恢复的，上海专家对沙疗的疗效表示惊讶。沙疗太神奇了！挽救了我们的家庭。

案例三 “我是沙疗的受益者”

徐先生,65岁,汉族,江苏苏州市人,退休职工,沙疗12年。

【病因】

徐先生长期居住在江苏苏州市,夏天受来自海洋的暖湿气流的影响高温多雨,空气潮湿,冬天受大陆冷高压控制,寒冷少雨,没有暖气。2009年开始徐先生出现膝关节疼痛,随着时间的推移,肘关节、腕关节、指关节出现僵硬疼痛,活动受限。在当地医院就诊,经检查明确诊断为类风湿关节炎。

【沙疗前症状】

徐先生2009年开始出现膝关节疼痛,未引起重视,随着时间的推移,膝关节、肘关节、腕关节、指关节对称性出现肿胀、僵硬,伴有疼痛、活动受限。日常行动只能通过拄着拐杖挪动行走。出现气温下降、空气湿冷时,上述症状明显加重,到当地医院就诊,经检查明确诊断为类风湿关节炎。在当地医院通过热敷、按摩、牵引等物理治疗缓解关节疼痛和僵硬症状,给予布洛芬、吲哚美辛等药物缓解疼痛和减轻炎症。

【沙疗后效果】

徐先生2009年拄着拐杖来到吐鲁番沙疗所,在医师的指导下,进行了沙疗和其他综合治疗。第1年来时是拄着拐杖上的沙丘,需要拐杖协助才能行走,通过20天的沙疗就可以不借助拐杖走路,上述症状得到明显改善,各关节疼痛、僵硬基本消失,手指未出现关节变形,其症状得到明显改善、控制。

患者自述:我是沙疗的受益者,虽然我这个病(类风湿关节炎)不能除根,但是通过沙疗,我的各种症状消失了,病情得到控制,到目前为止也未出现复发症状,均得益于我每年20天坚持不懈地沙疗。去年我11岁的孙女寰枢关节脱位,我也把她带过来一起沙疗,在这里做了2个多月的沙疗,现在也完全康复了。

案例四 “我的症状基本消失，用药量明显减少”

艾女士，67岁，维吾尔族，新疆伊宁县人，家庭主妇，沙疗7年。

【病因】

有长期接触冷水史。

【沙疗前症状】

艾女士长期生活在伊宁县乡村，日常做家务时有长时间接触冷水史。艾女士40岁开始出现双手指间关节疼痛，逐渐发展至手掌、腕、肘、肩关节等疼痛，开始无肿胀未引起重视，病情时轻时重，在医院就诊后确诊为风湿性关节炎，服用过西药和维药。关节加重时服药，疼痛减轻时停药，治疗断断续续。随着病情的发展，其关节疼痛逐渐加重，同时出现全身各大关节晨起时僵硬、活动受限，寒冷季节关节疼痛症状明显加重。艾女士自2001年开始到吐鲁番埋沙治疗，断断续续有7年埋沙治疗史。

【沙疗后效果】

患者自述：自从来到吐鲁番埋沙治疗后，我关节疼痛的症状明显改善，关节活动自如，关节肿胀明显减轻。第1年沙疗后，口服药物量明显减少，只有在关节疼痛时口服止疼药对症处理。现在病情得到了控制，身体感觉良好。

案例五 “沙疗是一个系统性的工程，只靠埋沙而不注意沙疗细节，是不会有好的效果的”

黄女士，43岁，汉族，四川乐山市人，从事工程预算工作，沙疗2年。

【病因】

黄女士长期生活在气候潮湿地区和空调环境中。

【沙疗前症状】

黄女士生活在四川省乐山市，当地气候潮湿。2022年7月突然不明确原因出现右肩关节疼痛，疼得睡不着觉，几天后疼痛消失。随后左肩、右肩呈对称性疼痛，几天后疼痛消失，间歇性发作。之后发展至左腕关节、右腕关节呈对称性疼痛，指关节、踝关节呈对称性肿胀疼痛，逐渐发展至全身关节疼痛。2022年9月到四川某医院就诊，经检查，确诊为类风湿关节炎。在成都市某医院服用藏药、做藏药浴治疗，控制了疼痛。2023年4月到甘肃省天祝藏族自治县做藏药浴治疗。在朋友的推荐下于2023年6月来到新疆吐鲁番进行埋沙治疗。

【沙疗后效果】

黄女士是沙疗的受益者，虽然埋沙年限只有2年，但从2023年第1次到吐鲁番沙疗小镇经过30天埋沙治疗，就对埋沙治疗产生浓厚的兴趣，坚定了沙疗治病的信心。因为第1年埋沙一段时间后她的全身关节疼痛得到了缓解，关节肿胀消失，晨起时关节不再僵硬了，再未出现游走性疼痛，行走自如，关节也变得灵活了许多，病情得到了控制。

患者自述:一开始我就确定不会接受其他治疗方式,因为其他治疗方式只是治标不治本,我知道那些比如说口服的生物制剂或者注射的生物制剂,这些效果来得很快,但长期服用肯定有副作用,并且还会对药物产生依赖。当你一段时间不用或一旦停止的话,病情反弹可能会更严重,所以我就拿着这个检测报告到我们成都某医院,做藏药浴。我的一位朋友也是类风湿关节炎,做了20年沙疗的患者,她也是经历过藏药浴、中医治疗、埋沙治疗,总的来说埋沙疗法效果是最好的。

沙疗是一个系统性的工程,只靠埋沙而不注意沙疗细节,是不会有好的效果的。还有一些人说沙疗没效果,我分析他们埋沙过程中没有注意沙疗的细节,或者埋沙后没有注意保养,埋了沙就直接回去了,坐飞机或者坐火车,都有空调,稍微没有保护好就会受凉,刚做完沙疗有一段时间毛孔是张开的,就会影响沙疗效果。

我认为沙疗结束后不能碰生冷的食物、冷水,要穿防护的衣服(长衣、长裤),在保养的过程中也要注意防护,如果不注意反而会加重病情,就像生完孩子坐月子,要吃有营养的食物,所以我埋了沙以后,不会立即回成都,我基本要在这住1个月,让毛孔慢慢闭合。

埋沙是会使关节症状得到缓解的,至少你的关节会变得灵活一点,然后能做动作的幅度会大一点。但是还不能恢复到以前。当然你说恢复到正常人,肯定没有那么快。毕竟我认为埋沙它属于一种物理疗法,是需要时间的,它不会像药物那样很快速地让你达到正常人的状态,提高你的生活品质。所以埋沙需要能吃苦,也不要浮躁,不是说埋沙之后马上就恢复成正常人。每个人的病情不一样,埋沙是需要一个过程的,首先你要有一个心理准备,然后你才会正确地接受这件事情,病情才能得到控制,不再发展到更坏,然后慢慢能恢复好,我觉得这样做就可以了。

案例六 “我的病情有所复发，今年继续来埋沙”

梁先生，54岁，汉族，广西钦州灵山县人，在事业单位工作，沙疗2年。

【病因】

梁先生长期生活在广西钦州灵山县，环境比较潮湿。上学时晨跑，跑完后一身汗立刻洗澡；晚饭后打球，打完球后一身汗立刻洗澡。1985~1995年期间大部分都是洗冷水澡。2003年搬入一间21平方米的宿舍，住宿、洗澡、做饭在同一个房间，房间非常潮湿，2004年病症开始显现。2021年在当地医院确诊为中焦气机堵塞。

【沙疗前症状】

2004年病症开始显现。腰肌劳损，弯腰时容易扭伤腰部。中焦气机堵塞，脾胃寒湿，手脚冰凉，脾胃消化、吸收功能减弱。2021~2022年在当地医院住院治疗，开始服用枳实导滞丸、二陈丸、陈夏六君子丸等药物，有助于缓解痰湿，从而疏通中焦。同时配合针灸、艾灸、拔火罐等中医治疗法调理身体，以便促进经脉疏通，但后期效果均不明显。

【沙疗后效果】

患者自述：2019年通过新疆特产微信群聊信息知道沙疗。2023年，我抱着试一试的想法来到吐鲁番埋沙治疗，第1年沙疗2周后感觉症状减轻了，当年年底病情又有所复发，可能是疼痛缓解后我大意了，防护不够。2024年7月9日，我再次来到吐鲁番继续埋沙治疗，通过第2次沙疗，症状明显减轻，感觉好多了，沙疗一定要坚持下去。

案例七 “我的病情得到了控制”

潘女士，汉族，63岁，福建莆田市人，从事水田生产，沙疗5年。

【病因】

由于长期从事水田作业，生活生产环境潮湿，没有进行必要的防护。

【沙疗前症状】

长年从事水田生产，无防护措施，导致全身各关节肿胀疼痛，手指关节肿胀、变形、疼痛，关节有时疼痛钻心，睡觉时辗转反侧难以入眠，身心备受煎熬。特别是手指变形疼痛，杵状指已有5～6年。

当时发现时因就医条件所限，未能及时就医，导致症状逐步加重，后来也吃了一些止痛药对症治疗，但效果不明显，上述症状得不到改善缓解。由于年龄大了，吃药会加重肝肾负担，害怕影响身体。从家里晚辈中了解到沙疗可以治疗这些病，而且没有副作用。

【沙疗后效果】

患者自述：自2018年来到吐鲁番埋沙治疗，当年关节疼痛、肿胀都得到了缓解。我每年都到吐鲁番埋沙治疗，目前没有加重，疼痛、肿胀等得到明显缓解，我的病情得到了控制。

案例八 “吐鲁番沙疗给予我第二次生命，很神奇”

吴女士，53岁，汉族，河南郑州市人，在政府单位工作，现已病退，沙疗6年。

【病因】

吴女士工作场所曾长期处在空调环境中，日常生活中经常接触冷水，风寒入骨导致心脏受累、心功能不全。

【沙疗前症状】

吴女士以前长期在空调房里工作，平时洗衣做饭经常接触冷水，也没有很好地防寒保暖，逐渐出现手关节、腿关节、肘关节等疼痛，出现关节积液现象，发展为关节炎，且炎症较为突出。天气变化时感觉浑身关节疼痛，慢慢发展为对心脏、肝脏、肺部等产生影响，特别是导致心功能不全，出现脉搏细弱、全身乏力、气短，平时走路、上一层楼就气喘，明显感觉体力跟不上。在郑州各大医院检查治疗效果不明显，导致心理负担加重，医生建议进行心理治疗。因无法正常工作，办理病退。

【沙疗后效果】

患者自述：我在网上查询、了解到吐鲁番沙疗对我的病症有效果。2019年起开始我到吐鲁番沙疗中心治疗，每年坚持1个月左右的时间。目前，全身关节疼痛症状明显减轻，心脏功能增强，脉搏逐渐强劲，以前走长一点的路、上下楼都需频繁休息，现在气喘现象得到缓解，肠胃功能也有所好转。吐鲁番沙疗救了我的命，给予我第二次生命，很神奇！

案例九 “这个地方把我的‘老寒腿’治好了”

杨先生，68岁，回族，新疆焉耆回族自治县人，从事农业生产，沙疗20多年。

【病因】

该患者在年轻时因长期务农，在自家附近有长时间在冷水湖中捕鱼史（无任何防护措施），30年前出现关节疼痛，没有及时治疗，在焉耆回族自治县某医院确诊为风湿性关节炎，后期因膝关节半月板磨损将尽，做了更换半月板手术。

【沙疗前症状】

杨先生年轻时生活在冷水湖边，有长时间在冷水湖中捕鱼劳作史，久而久之感觉冷水刺骨疼痛。30年前开始出现膝关节疼痛，没有及时治疗，后期愈发严重，膝关节肿胀，膝关节周围皮肤红肿、僵硬，膝关节弯曲困难，影响到关节的正常活动，只能靠人搀扶或使用拐杖挪动行走，给正常生活带来影响，秋天阴雨天时上述症状明显加重。发病后杨先生先后到当地乡镇医院、县医院多次就诊，确诊为风湿性关节炎。服用抗生素类药物、止痛类药物（包括塞来昔布、阿司匹林、双氯芬酸、乙酰氨基酚等），以及抗风湿药（甲氨蝶呤、来氟米特、硫唑嘌呤、环孢素等）防治和延缓关节处的骨结构破坏。通过热疗法、针灸、推拿、按摩、拔罐等物理治疗，防止局部肌肉出现失用性萎缩。但病情反反复复，后来经人介绍来到吐鲁番沙疗所埋沙治疗。

【沙疗后效果】

患者自述:2001年,我来到吐鲁番沙疗所,通过30天沙疗,膝关节僵硬、弯曲、肿胀等症状明显改善,不再需要借助拐杖走路。2002年再次通过10天沙疗,上述症状基本消失,半月板手术的伤口疼痛也缓解了。为防止复发,我坚持每年沙疗7~10天,坚持了20多年。这个地方把我的“老寒腿”治好了,我们村有很多人都是这个症状,现在每年他们都跟着我来,基本上都好了。

案例十 “手指明显有力了，沾水也不害怕了”

陈女士，48岁，回族，山西长治市人，自由职业，沙疗3年。

【病因】

陈女士年轻时没有注意保养身体，特别是月子期间防护不好，导致寒气入侵，出现关节疼痛。2019年在山西长治市某医院确诊为类风湿关节炎。

【沙疗前症状】

陈女士腿部、肘部等大关节疼痛十余年，时轻时重，发病初期没有引起足够重视，疼了就吃点药，没有进行系统的就医治疗。随着病情的发展，慢慢地向小关节发展，起蹲较为困难，抬胳膊时疼痛，梳头、做饭都受到影响。发病后到各地各家医院就诊，经在山西长治市某医院就诊检查确诊为类风湿关节炎。

【沙疗后效果】

患者自述：通过朋友推荐，2022年第1次来吐鲁番埋沙治疗，一冬天都没出现疼痛的现象，春天刮风又开始疼痛。2023、2024每年都来沙疗。感觉每年只要来吐鲁番沙疗，坚持20天左右，各关节疼痛的现象就会明显缓解，不会加重。去年来之前手指无力，回去后就好多了。今年做了10多天沙疗了，手指明显有力了，沾水也不害怕了。

案例十一 “我的强直性脊柱炎病情稳定”

潘先生，47岁，汉族，新疆木垒哈萨克自治县人，在乡镇卫生院工作，沙疗10年。

【病因】

不明确。

【沙疗前症状】

潘先生自1997年出现腰背疼痛，疼痛在久坐时较重，活动后可以减轻。疼痛有时可放射至下肢酸痛，上述症状逐年加重。晨起时脊柱僵硬不适，稍微活动可减轻。同时伴有膝关节、髋关节等肿痛，脊柱活动轻度受限。发病后在当地医院及乌鲁木齐某医院多次就诊，确诊为强直性脊柱炎，一直在口服中药。

【沙疗后效果】

患者自述：2010年我开始到吐鲁番市沙疗中心埋沙治疗，坚持了十余年，疼痛症状明显减轻，其他上述症状也得到明显控制，病情稳定，基本没有进一步发展。

案例十二 “沙疗让我的身体机能得到了恢复”

王女士，55岁，回族，广东深圳人，从事律师工作。

【病因】

王女士自幼生活在青海西宁市，高原冬季漫长，天气寒冷，由于没有注意防寒保暖，风寒侵入身体也没有及时根治，当时双手指关节、腕关节、双肘关节冰凉、疼痛，后来发展到膝关节疼痛。

【沙疗前症状】

23岁大学毕业后，王女士到深圳工作。深圳夏季气候酷热免不了要吹空调，这使她的关节疼痛症状逐年加重，关节疼痛呈游走性，从小关节到大关节，晨起时关节僵硬，稍微活动后僵硬消失。1994年经深圳市某医院确诊为类风湿关节炎，疼痛时彻夜无法入眠。多年来在全国各地寻找中医治疗，尝试过服用中药、中药熏蒸、药浴、扎蜂毒针、敷贴祖传膏药，以及各种中医理疗方式等，效果均不明显。

【沙疗后效果】

患者自述：2016年，我得知吐鲁番有沙疗，开始了解沙疗有关知识，并做好前期准备。2017、2018年连续两年来吐鲁番沙疗，每年坚持40天，沙疗后结合康复训练，疼痛感明显减轻。沙疗结束后回深圳检查，类风湿因子大幅降低，身体机能恢复了八成，可以应付日常工作生活。2020年起没能沙疗，身体寒湿症状反弹加重。2024年夏天我又果断来到吐鲁番再次沙疗，目前效果明显，疼痛症状好转，身体机能得到了恢复，之后还要进行巩固治疗。

案例十三 “朋友帮助我学会了埋沙的方法，效果更明显了”

刘女士，47岁，汉族，湖南衡阳市人，从事幼儿教育工作，沙疗2年。

【病因】

平时喜欢吹空调，加上生活和工作环境潮湿，造成身体不适，关节疼痛。

【沙疗前症状】

刘女士大学毕业后，曾在阿克苏某兵团子弟学校当老师，之后回到湖南衡阳市，在当地开办幼儿园。在新疆时因气候干燥，虽有不适但身体未感到不舒服。回到湖南后遇潮湿阴冷天气就开始出现肩关节疼痛，后发展为肘关节、腕关节、膝关节等部位疼痛，在湖南某医院就诊，确诊为类风湿关节炎。后积极寻求西医、中医疗法，效果都不理想。治标不治本，疼痛时吃药虽能缓解，药效一过就又疼，很痛苦。2023年，经阿克苏朋友的介绍，来到吐鲁番埋沙治疗。

【沙疗后效果】

患者自述：刚开始几天，由于方式方法不对，效果不佳。经过沙疗病友指点，大家相互交流，后面效果越来越好。我在第1年沙疗结束后有了明显效果，今年7月份安排好时间，孩子放暑假我就继续到吐鲁番埋沙治疗了。

案例十四　“我认为沙疗对风湿、类风湿的疗效比较明显”

刘女士，汉族，46岁，四川内江市人，自由职业，沙疗10年。

【病因】

刘女士早年在新疆乌鲁木齐生活近20年，开始打工，后来经商，生活条件比较艰苦，平时没有注意防寒防湿，逐渐出现关节疼痛的症状。

【沙疗前症状】

刘女士年轻时在工地打工，于2000年前后就开始出现全身关节疼痛，起初以膝关节、手指关节为主，屈腿、抬胳膊都有疼痛现象，后逐渐发展至全身关节痛并伴有关节肿胀，逐渐出现晨起时僵硬，稍微活动后僵硬减轻的现象。起病后在四川、新疆乌鲁木齐等多家三甲医院就诊，经检查确诊为类风湿关节炎。经口服药物、针灸等治疗疗效欠佳，2004年经朋友推荐，来到吐鲁番埋沙治疗。

【沙疗后效果】

患者自述：我于2004～2008年连续5年来吐鲁番埋沙治疗，各种疼痛、末端关节僵硬现象逐步得到缓解，口服、外用药物都停用了。我认为沙疗应该对风湿、类风湿的疗效比较明显，我前后坚持了10年埋沙治疗所取得的效果，就可以说明这一点。

案例十五 “所有治疗方法我都试了，只有沙疗能解除我的病痛”

王女士，61岁，汉族，浙江杭州市人，自由职业，沙疗8年。

【病因】

因办公地点在杭州市某湖边，冬天长期工作在潮湿阴冷处，夏天因天气闷热，长期吹空调，出现腿部寒冷、僵硬，指关节肿胀，伴有疼痛。在浙江某医院确诊为“老寒腿”。

【沙疗前症状】

王女士于2012年开始出现膝关节疼痛、四肢冰凉，腿部寒冷、僵硬，指关节肿胀，伴有疼痛。尤其在气温下降时，上述症状加重，行动受限，只能挪步行走。在浙江某医院诊断为“老寒腿”。通过服用硫酸氨基葡萄糖、双醋瑞因等药物，帮助延缓膝关节软骨的退变；服用中草药祛寒除湿，服药效果不明显。通过红外线、冷疗、超短波治疗等物理治疗，同时辅助应用按摩、针灸等方式，促进局部血液循环，减轻炎症反应，短时间缓解了膝关节疼痛症状，后期又反弹了。2014年，经朋友介绍开始到吐鲁番沙疗所埋沙治疗。

【沙疗后效果】

患者自述：我自2014年至2024年，有8年来吐鲁番沙疗所埋沙治疗（期间停了2年），第1年通过12天沙疗，膝关节疼痛、四肢冰凉、四肢僵硬、指关节肿胀等症状得到明显缓解。为防止复发和巩固治疗，我每年坚持7～15天沙疗。所有治疗方法我都试过了，没有效果，只有沙疗能解除我的病痛。

案例十六 “根据个人身体体质，科学埋沙”

赵女士，汉族，43岁，广东中山市人，在国有企业工作，沙疗3年。

【病因】

赵女士月子期间吹空调，特别是给孩子喂奶时没有防护好，空调冷风侵袭受凉。

【沙疗前症状】

赵女士月子期间受空调冷风侵入身体，再加上天气炎热，经常把胳膊靠在窗边，腹部一直冰凉，胳膊酸痛。在当地医院确诊为产后痹证，通过中医调理治疗不明显，需要长期服药，在朋友的推荐下来到吐鲁番埋沙治疗。

【沙疗后效果】

患者自述：2016年7月来到吐鲁番埋沙治疗，通过30天埋沙治疗后症状基本消失。但是埋沙期间没有做好防护，导致面部脸颊受风疼痛。2017年来到吐鲁番继续埋沙治疗，面部脸颊没有得到改善。后因工作原因在东北地区出差受凉受风，所有症状复发。2024年来到吐鲁番埋沙治疗，等后续效果。可能是因埋沙时头部接触到沙子，头部、面部毛孔打开并受风，导致面部脸颊受风时疼痛。所以埋沙要根据个人体质，科学埋沙。

埋沙的时候，当你的头接触到热沙子时毛孔就打开了，慢慢地整个脸都是出汗的，时间久了脸上的毛孔就打开了，在你身体比较虚弱的情况下，如果防护不好或吹空调就会出现受风。

沙疗时间长短因人而异，比如说我的身体本来是比较虚的，那么在整个沙疗过程中，就不要做得太多、太久，否则就会出现不良反应。还有一个问题，在整个回去的路途上，你的身体如果没有那么强壮的话，经过沙疗之后你是非常虚弱的，一旦受到什么风吹草动，就会受到伤害，带来副作用，一个强壮的人可能就没关系。因此，做完沙疗不要立刻返回，要做好防护。如果沙疗的人身体非常好，沙疗期间能吃能睡能喝，本身的体质也非常好，简单地防护就可以了。如果沙疗的人身体特别弱，稍不注意就会出纰漏。如果沙疗的人身体虚弱到可能有点弱不禁风，就需要非常强的保护。

案例十七 “我的病情再无加重，停止服用各种药物”

马女士，58岁，哈萨克族，新疆哈巴河县人，从事农牧业生产，沙疗6年。

【病因】

马女士长期生活居住在北疆地区，冬季寒冷，夏季阴凉，有接触冷水史。

【沙疗前症状】

马女士因长期生活居住在阴凉寒冷环境，且有经常用冷水洗碗、洗衣情况，10年前开始出现四肢关节疼痛，尤其双手指关节为重，关节疼痛呈游走状，病情逐年加重，当气温下降或下雨季节疼痛会加重，发病后到当地医院就诊，经检查诊断为类风湿关节炎。口服药物断断续续治疗2年，上述症状改善不彻底，且出现杵状指，手指僵硬，活动受限。

【沙疗后效果】

患者自述：我2017～2024年先后6年到吐鲁番埋沙治疗。每年通过20天左右的埋沙治疗，上述症状得到明显改善，各关节疼痛、僵硬基本消失，手指未出现关节变形，症状得到明显改善、控制。我的病情再无加重，也停止服用各种药物。

案例十八 “今后坚持每年沙疗，确保病情不再复发”

李女士，48岁，汉族，山东烟台市人，从事水产生意，沙疗6年。

【病因】

李女士在烟台长年从事水产生意，有长期接触冷水史。

【沙疗前症状】

李女士生活居住在山东烟台，长期经营水产生意，因长时间接触冷水全身关节疼痛、肿胀十余年。开始以手指关节为主，之后逐渐发展至腕关节、肘关节、肩关节、膝关节、踝关节等，伴有晨起关节僵硬活动受限，症状时轻时重，反复发作。2016年，由于全身关节疼痛、浑身不舒服，到山东、哈尔滨等医院住院检查，都诊断为类风湿关节炎。医生曾推荐注射一种治疗关节炎的进口针剂，价格昂贵，但效果因人而异，不能保证治疗效果，经慎重考虑没有采取打针治疗，寻找其他治疗方法。后来经朋友介绍知道吐鲁番可以用埋沙方式治疗。

【沙疗后效果】

患者自述：我2016年第1次来吐鲁番埋沙治疗，当年病症就有所缓解，就停服以前吃的药物。之后每年来吐鲁番沙疗，每次30～40天，坚持到2019年。2020年后停了3年，病症有所复发，又开始服药。2023年我又来到吐鲁番沙疗，效果不错。2024年是第6次，以后我每年都会来吐鲁番沙疗1个月，确保病情不再复发。

案例十九 “自从沙疗起药就停了”

周女士,57岁,汉族,上海市人,自由职业,沙疗6年。

【病因】

生活居住地在上海,有长期接触冷水和使用空调史。

【沙疗前症状】

周女士出现全身关节疼痛,手指肿胀十余年。开始以小关节为主,逐渐发展至全身各大关节,晨起时关节僵硬稍微活动后消失,发病起初未重视,觉得自己年轻可以抵抗,未及时就医,后来以上症状逐年加重,全身关节疼痛,浑身不适,先后在江苏南京、上海等地多家医院检查治疗,服用多种药物。服药时疼痛症状可以缓解,但停药后反复发作时轻时重。周女士以前因做生意在库尔勒工作生活过5年,得知吐鲁番沙疗。

【沙疗后效果】

患者自述:我从2017年开始沙疗,每年6~7月在吐鲁番沙疗所埋沙治疗1个月,做完后全年身体无症状,周身舒畅。自从沙疗起以前吃的药物就停了,效果比较明显。

案例二十 “第一年沙疗完就可以不用拐杖了”

郑女士，47岁，汉族，新疆奎屯市人，务农，沙疗4年。

【病因】

郑女士年轻时生产生活中有较长时间的接触冷水史，出现关节疼痛，没有及时治疗，在奎屯某医院确诊为类风湿关节炎。

【沙疗前症状】

郑女士年轻时关节疼痛，开始未引起足够的重视，随着时间的推移，发展为腕、掌指近端指间关节等部位，之后足趾、膝盖、踝、肘、肩等关节疼痛逐渐加重，疼痛呈对称性、持续性，时轻时重。发病后在当地医院就诊，开始给予对症治疗处理，2～3年后关节疼痛加重行走不便，影响到工作、生活，在奎屯某医院检查确诊为类风湿关节炎。到多地医院治疗，效果都不明显。经他人介绍，抱着试试看的心态来到吐鲁番进行沙疗。

【沙疗后效果】

患者自述：我从2021年开始连续4年到吐鲁番沙疗中心埋沙，第一年来时还拄着拐杖，需要用拐杖来协助行走，沙疗完就可以不用拐杖。全身关节疼痛的症状得到明显缓解、控制，没有再进一步发展加重。

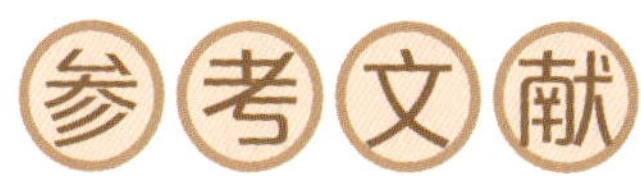

参考文献

[1] 黄帝内经素问[M]. 人民卫生出版社,整理. 影印本. 北京:人民卫生出版社,2023.

[2] 黄帝内经灵枢[M]. 人民卫生出版社,整理. 影印本. 北京:人民卫生出版社,2023.

[3] 孙思邈. 备急千金要方[M]. 影印本. 北京:人民卫生出版社,2023.

[4] 李时珍. 本草纲目[M]. 校点本. 2版. 北京:人民卫生出版社,2004.

[5] 孙星衍,孙冯翼. 神农本草经[M]. 北京:中医古籍出版社,2018.

[6] 马继兴. 神农本草经辑注[M]. 北京:人民卫生出版社,2013.

[7] 赵学敏. 本草纲目拾遗:中医非物质文化遗产临床经典读本[M]. 北京:中国医药科技出版社,2020.

[8] 常学辉.《黄帝内经》全解[M]. 天津:天津科学技术出版社,2013.

[9] 苗德胜,吕刚,王鹏,等. 维吾尔医沙疗治疗骨质疏松症理论探讨[J]. 中国民族医药杂志,2023,29(11):53-55.

[10] 刘良. 类风湿关节炎的耐药机制和中药克服耐药研究[R]. 天津:天津中草药杂志社,中-德中药与植物药创新研发国际合作基地,释药技术与药代动力学国家重点实验室,2022.

[11] 郭潇雅. 炎炎夏日沙疗来了[J]. 中国医院院长,2019(12):

34-35.

[12] 邢煜舒. 蒙医沙疗治疗膝骨性关节炎的临床疗效观察[J]. 中国民族医药杂志,2019,25(06):9-11.

[13] 杨丽,刘荣华,黄四碧,等. 类风湿性关节炎的发病机制及治疗药物研究进展[J]. 中国药房,2021,32(17):2154-2159.

[14] 马武开,钟琴,刘正奇,等. 中医药对抗类风湿性关节炎多药耐药的思路及方法[J]. 中医杂志,2009,50(04):357-359.

[15] 洪蕾,冼华. 中医"治未病"的理论研究[J]. 中国中医基础医学杂志,2007,13(2):92-94.

[16] 阿不都沙拉木·赛都拉,木克热木·克派吐拉,克然木·阿不地热木. 维吾尔医沙疗对55例风湿性关节炎部分血液指标影响的对比分析[J]. 中国民族医药杂志,2017,05:3-5.

[17] 王春光,哈斯额尔敦. 蒙医药浴结合沙疗治疗风湿性多肌痛100例临床研究[J]. 中国民族医药杂志,2014,20(06):22.

[18] 阿不都沙拉木·赛都拉,沙地尔·卡地尔,吾斯曼·牙生,等. 维医沙疗与其他区域沙疗的沙子特性对比研究[J]. 中国民族医药杂志,2013,19(08):39-40.

[19] 尼牙孜·艾山. 新疆吐鲁番沙疗治疗风湿类疾病的研究[J]. 中国民族医药杂志,2002(01):21-22.

后记

“不识庐山真面目，只缘身在此山中”。

我在吐鲁番市工作了4年。起初，对沙疗认识不足，也没有认真对沙疗的有关知识进行学习研究。直到有一次，一位热衷沙疗的“沙友”告诉我，他十年如一日，每年夏季来吐鲁番沙疗，认为这是“天疗”，效果甚佳甚奇，70岁的他精神矍铄，身体没有“三高”，连一片药都不服。这引起了我的兴趣和好奇。

不去研究事物的本质，就永远无法认识其“庐山真面目”。现实生活中，有人对身边的事物和现象，往往司空见惯，不以为然，视而不见，见而不透。可能我就是其中之一。感知、认知、格物致知的敏锐性不强，使我对沙疗的深度了解晚了一步，特别是对“沙疗”的综合价值研究不够。

吐鲁番的“极热”本身就是一种独特的资源，由此衍生出“沙疗”，颇为神奇。这里的阳光是“纯阳”，这里的热是“干热”，这里的沙子有磁性，这里夏季的风是不伤人的。此外，这里的海拔最低，太阳紫外线较弱，也不伤及皮肤。在这里可以感受到“阳元”的力量。

养生就是养“阳元”。人的一生其自身机体都在与寒湿邪气作斗争，在阴阳的对立中实现统一、建立平衡。如果阴寒之气、阴湿之气、阴浊之气过盛，身体内的“阳元”就有损伤，血脉就会受阻，机体微循环就会发生瘀堵，随之而来的则是结节和肿瘤。阳元足，则精气旺；精气旺，则血脉通；血脉通，则体无恙。

认识到这个层面，就会对“沙疗”这种自然疗法有了更为全面的价值判断。据了解，全国约有2亿多风湿类疾病患者，如果“沙疗”被众多养生者或患病者所接受，在为他们缓解病痛、强身健体的同时来吐鲁番的人流就会越来越多，人流会带来物流、信息流、资金流等，这必将推动当地的康养产业和更多相关产业，把“热资源”转化为“热经济”。

基于此认知，也基于对吐鲁番的深厚感情，我这个“外行”开始跃跃欲试、班门弄斧，用了两年多的空余时间，关注“沙疗”，收集有关“沙疗”的资料，学习包括维吾尔医在内的中华传统医学入门知识，初探中医理论与“沙疗”机理之间的辩证关系，分析“沙疗”与养生、“沙疗”与祛寒除湿之间的作用机理。沙疗让我成为一名中医业余爱好者，当我一只脚踏入“门槛”之时，方知其间的内容博大精深，我只能把学习的一些“皮毛”体会写下来“献丑”。恳请专家、学者和“沙友”们批评指正！

在本书的撰写过程中，很荣幸得到了中宣部原副部长、第十三届全国政协文化文史和学习委员会副主任、吐鲁番“老沙友”王世明同志的精心指导，并为本书作序；吐鲁番市刘宏贤、李新义、武恒文等有关同志，以及吐鲁番市维吾尔医医院的魏雪莲、吐尔洪·热西提、克然木·阿不地热木、斯拉吉丁·依马尔等有关专家提供了许多指导和帮助；兵团法学会刘志远做了大量服务性工作；同时，“沙友”患者在采访时给予了鼎力配合，他们用切身体会讲述了“沙疗”的功益，这无疑对渴望沙疗的广大群众来讲是有帮助的，也是对社会的无私奉献；吐鲁番市气象局对本书课题研究给予了大力支持；新疆人民卫生出版社对本书高度重视、精心审定、全力支持。对此，表示由衷感谢！

张文全

2024年10月7日